Géraldine Chernet

# Prise en charge institutionnelle de l'enfant sévèrement dysphasique

Géraldine Chernet

# Prise en charge institutionnelle de l'enfant sévèrement dysphasique

## Illustration à travers un cas clinique

Presses Académiques Francophones

**Impressum / Mentions légales**
Bibliografische Information der Deutschen Nationalbibliothek: Die Deutsche Nationalbibliothek verzeichnet diese Publikation in der Deutschen Nationalbibliografie; detaillierte bibliografische Daten sind im Internet über http://dnb.d-nb.de abrufbar.
Alle in diesem Buch genannten Marken und Produktnamen unterliegen warenzeichen-, marken- oder patentrechtlichem Schutz bzw. sind Warenzeichen oder eingetragene Warenzeichen der jeweiligen Inhaber. Die Wiedergabe von Marken, Produktnamen, Gebrauchsnamen, Handelsnamen, Warenbezeichnungen u.s.w. in diesem Werk berechtigt auch ohne besondere Kennzeichnung nicht zu der Annahme, dass solche Namen im Sinne der Warenzeichen- und Markenschutzgesetzgebung als frei zu betrachten wären und daher von jedermann benutzt werden dürften.

Information bibliographique publiée par la Deutsche Nationalbibliothek: La Deutsche Nationalbibliothek inscrit cette publication à la Deutsche Nationalbibliografie; des données bibliographiques détaillées sont disponibles sur internet à l'adresse http://dnb.d-nb.de.
Toutes marques et noms de produits mentionnés dans ce livre demeurent sous la protection des marques, des marques déposées et des brevets, et sont des marques ou des marques déposées de leurs détenteurs respectifs. L'utilisation des marques, noms de produits, noms communs, noms commerciaux, descriptions de produits, etc, même sans qu'ils soient mentionnés de façon particulière dans ce livre ne signifie en aucune façon que ces noms peuvent être utilisés sans restriction à l'égard de la législation pour la protection des marques et des marques déposées et pourraient donc être utilisés par quiconque.

Coverbild / Photo de couverture: www.ingimage.com

Verlag / Editeur:
Presses Académiques Francophones
ist ein Imprint der / est une marque déposée de
OmniScriptum GmbH & Co. KG
Heinrich-Böcking-Str. 6-8, 66121 Saarbrücken, Deutschland / Allemagne
Email: info@presses-academiques.com

Herstellung: siehe letzte Seite /
Impression: voir la dernière page
**ISBN: 978-3-8416-2288-4**

Copyright / Droit d'auteur © 2013 OmniScriptum GmbH & Co. KG
Alle Rechte vorbehalten. / Tous droits réservés. Saarbrücken 2013

« Tous les moyens de l'esprit sont enfermés dans le langage », Alain dans ses *Propos sur l'éducation* (1932)

« Un esprit enfermé dans le langage est en prison » Simone Weil sans ses *Ecrits de Londres et dernières lettres* (1943)

## REMERCIEMENTS

**A Monsieur le Professeur Daniel MARCELLI**

Je tiens à vous remercier pour la qualité de votre enseignement au cours de ces années d'internat où vos apports cliniques et théoriques ont constitué de précieux repères qui resteront des références pour mes années de pratique professionnelle à venir.

Veuillez trouvez dans ce travail l'expression de ma sincère gratitude et de mon profond respect.

**A Monsieur le Professeur Jean-Louis SENON**

Tout au long de nos années d'internat, vous m'avez permis d'enrichir mes connaissances sur la psychiatrie grâce à votre enseignement si complet. Vous avez également éveillé mon intérêt pour la psychiatrie criminelle et médico-légale et je vous en remercie.

Veuillez trouver ici le témoignage de ma sincère reconnaissance.

**A monsieur le Professeur Ludovic GICQUEL**

Je tiens à vous remercier pour vos enseignements qui ont enrichi mes connaissances sur la pédopsychiatrie.

**A Monsieur le Docteur Joël UZE**

Je vous remercie de m'avoir fait confiance dans la réalisation de ce travail de thèse sur un thème qui vous tient à cœur. Merci d'avoir accepté de le diriger et de le juger.

Je tiens à vous remercier pour votre accueil, vos enseignements concernant les troubles du langage et vos éclairages sur la clinique pédopsychiatrique.

Veuillez trouver dans ce travail l'attestation d'un profond respect et ma sincère reconnaissance.

A Jean, merci pour ton amour et ton soutien, pour tous ces bons moments passés ensemble et à venir…

A ma mère, Daddy, Kailash et Saradha, qui ont toujours cru en moi et qui m'ont donné des ailes pour aller jusqu'au bout de mes rêves, je vous en suis très reconnaissante.

A mon père, bien que tu ne sois pas plus présent sur cette terre, merci d'être mon exemple, mon étoile bienveillante.

A mes frères er sœurs, les Chernet, les Cauderlier, les Chernet-Bataille, les Lepeuple, les Zins, Josépha et Soumadhi, merci pour votre présence joyeuse et bienveillante.

A Yolaine, Dominique, Marine, Fred, les Bourdier, les Castaneira, les Héraud, merci pour votre accueil chaleureux dans la famille et votre présence.

A ma belle-famille, Patrick, Françoise, François, Valentine, Lisa, Papi, Mamie, Monique, Alain, Stéphane et Alexia, merci pour vos encouragements.

A Luc, Séverine, Florent, Abou, Kévin, Aurore D., Aurore P., Alexia, Ariane, Adeline, Anne, Romain, Célie et tous les autres, amis du lycée français de Pondichéry, du lycée Montaigne, de la faculté de médecine, de l'internat, merci pour votre amitié indéfectible, votre soutien, vos encouragements et tous les éclats de rire.

A M. Gard, M. Rötzer, aux professeurs et personnel de la vie scolaire du lycée français de Pondichéry, merci de m'avoir donné envie d'apprendre et de m'avoir permis de m'épanouir dans un environnement extraordinaire.

Aux membres des différentes équipes et aux médecins de Bordeaux, Pondichéry, Thouars, Angoulême, Poitiers, merci pour votre accueil, votre gentillesse et vos enseignements qui ont fait de moi le médecin que je suis devenu.

A M. Vincent, David Dauga, pour l'aide bibliographique.

A Mme Gibello-Verdier, pour les conseils de lecture et l'analyse du groupe de parole.

A Alexia, Jean pour votre relecture attentive.

A V. et ses parents pour nous avoir aimablement autorisé à utiliser votre histoire dans ce travail.

**A l'équipe du CRTL et de l'hôpital de jour de Sèvres**, merci pour votre accueil chaleureux, votre dynamisme et vos aides précieuses pour l'élaboration de ce travail.

# SOMMAIRE

6

# INTRODUCTION

Le langage se définit comme la capacité observée chez tous les hommes, d'exprimer leur pensée et de communiquer au moyen d'un système de signes vocaux et éventuellement graphiques [1]. Le développement du langage chez le jeune enfant est un fait d'observation et souvent d'émerveillement. Les psychologues et les linguistes, quelles que soient leurs orientations, en constatent tous la rapidité et la régularité. C'est lorsqu'on est confronté à des enfants souffrant de difficultés du développement du langage qu'on en mesure la complexité.

Le langage, principal vecteur de la communication inter-humaine, est aussi un support de la pensée, en rapport avec les processus de symbolisation. Les messages qu'il véhicule ne sont pas seulement des informations ou des demandes : le langage sert aussi à communiquer des sentiments, des impressions, des angoisses. Il prend ainsi une part essentielle dans les relations de l'enfant avec autrui, et est intimement lié au développement et à la structuration du fonctionnement psychique, dans son ensemble. On peut donc aisément en déduire que les difficultés du développement du langage comme dans la dysphasie provoquent chez les enfants qui ont sont atteints, une incapacité à communiquer avec leur entourage et une incapacité à actualiser leurs pensées, base même de la socialisation.

La dysphasie, dénommée maintenant trouble spécifique du langage oral, est définie classiquement (Uzé, 2000) [2] par un déficit sévère du développement du langage oral touchant son expression et éventuellement sa compréhension, perdurant après 6 ans, ainsi que par le caractère primitif de ce déficit avec l'exclusion d'un certain nombre de critères. Ce trouble risque de compromettre l'avenir scolaire, social, familial et professionnel de l'enfant qui en souffre.

Dans une première partie, nous verrons ce qu'est la dysphasie. A partir du développement normal du langage chez l'enfant, nous aborderons l'intérêt historique porté aux troubles du langage pour aboutir aux classifications actuelles les concernant. Nous ferons le point sur l'état actuel des recherches concernant la dysphasie dans une visée étiologique. Nous découvrirons les pathologies fréquemment associées ainsi que les diagnostics différentiels. Nous nous pencherons sur les approches théoriques du langage, le devenir des enfants dysphasiques, le dépistage et les prises en charge habituellement proposées. Les troubles psychoaffectifs et l'atteinte globale dans le développement psychodynamique dont souffre les enfants dysphasiques justifient l'intervention du psychiatre. Nous nous aiderons de quelques éléments psychodynamiques et psychopathologiques pour mieux cerner le problème.

Malgré les prises en charges habituellement proposées, les enfants présentant une dysphasie sévère se retrouvent en grande souffrance, la rééducation orthophonique ne suffisant plus et l'école n'ayant pas de réponse adaptée à cette problématique lorsqu'elle devient sévère. C'est pourquoi, nous découvrirons dans une deuxième partie la prise en charge institutionnelle de l'enfant sévèrement dysphasique, en nous appuyant sur des élément théoriques concernant la psychothérapie institutionnelle et une description pratique d'un hôpital de jour original s'occupant d'enfants présentant des troubles complexes du langage oral.

Dans une troisième partie, nous illustrerons nos propos à travers un cas clinique, un commentaire de vidéo et une analyse de l'étude de cas.

# I. LA DYSPHASIE

La dysphasie développementale ou trouble spécifique du développement du langage (TSDL) est un trouble du langage oral, spécifique, sévère et persistant jusqu'à l'âge adulte. Il s'accompagne souvent des troubles du langage écrit et également de symptômes psychopathologiques liés au manque de communication. Les auteurs (Soares-Boucaud et al., 2009 [3]) s'accordent à le caractériser par sa sévérité, son caractère durable, la déviance des productions orales. L'évolution spontanée est peu favorable.

Pour pouvoir comprendre les difficultés dont souffrent les enfants dysphasiques, nous avons besoin de comprendre au préalable le développement normal du langage.

## A. Développement normal du langage chez l'enfant

Le langage, principal vecteur de la communication inter-humaine, est aussi un support de la pensée, en rapport avec les processus de symbolisation. Les messages qu'il véhicule ne sont pas seulement des informations ou des demandes : le langage sert aussi à communiquer des sentiments, des impressions, des angoisses. Il prend ainsi une part essentielle dans les relations de l'enfant avec autrui, et est intimement lié au développement et à la structuration du fonctionnement psychique, dans son ensemble.

D'après la définition de Rondal, citée par C. Bursztejn [4], le langage est « la fonction qui permet d'exprimer et de percevoir des états affectifs, des concepts, des idées au moyen de signes ». La langue est un système de code propre à une communauté. La parole est la production de significations sous forme de sons articulés.

Les linguistes différencient plusieurs composantes du langage [4] :
- ➢ la phonologie concerne les sons d'une langue déterminée,
- ➢ la sémantique décrit le sens des mots, des phrases et des discours produits en langue naturelle,
- ➢ la morphologie est l'élément qui s'ajoute à un mot pour en modifier le sens ou la fonction,
- ➢ la syntaxe est le champ d'étude des rapports entre les éléments de la phrase et en particulier de l'ordre des mots,

➤ la pragmatique : étude des actes de parole en situation (prise de parole, échange conversationnel, etc.).

Le développement du langage suit un déroulement assez fixe d'un enfant à l'autre, mais avec des variations dans les dates des différentes étapes. Il dépend à la fois de capacités neurocognitives innées, probablement génétiquement déterminées, et d'une rencontre de l'enfant avec un environnement humain parlant.

Il s'agit d'un processus actif au cours duquel l'enfant explore et expérimente le langage qui l'environne.

L'acquisition du langage est conditionnée par l'intégrité des organes phonatoires et de leurs commandes neuro-musculaires, des structures corticales et sous-corticales spécialisées dans diverses fonctions du langage et de l'appareil auditif.

## 1. Phase pré-linguistique

Le système auditif du fœtus est fonctionnel vers la 25$^{ème}$ semaine de gestation, et mature vers la 35$^{ème}$ semaine. Des travaux expérimentaux ont montré que le fœtus entend les voix, et qu'il réagit par des variations du rythme cardiaque au changement d'ordre de deux syllabes [5]. La perception catégorielle, (c'est-à-dire la possibilité de distinguer deux syllabes isolées telles que /ba/ et /pa/) survient à 3 ou 4 jours de vie, de même que la reconnaissance de la voix de la mère [6].

La période de 0-2 mois correspond aux compétences précoces : le nouveau-né montre un intérêt privilégié pour la voix humaine et est capable de différencier des phonèmes. Les cris, premières productions vocales de l'enfant, se diversifient dès les premières semaines en fonction des états éprouvés par l'enfant (faim, douleur, appel, bien-être) ; la mère leur attribue déjà des significations, et les fait entrer dans un premier système de communication (anticipation créatrice).

Au cours du deuxième mois les vocalisations se diversifient (babil, jasis ou lallation). Il semble s'agir au début d'un jeu sensorimoteur, source de plaisir pour l'enfant, qui s'enrichit progressivement, et entre, surtout après le 5ème-6ème mois, dans un jeu interactif avec l'environnement maternant.

Les bébés ont des capacités très importantes pour discriminer les sons de toutes les langues existantes mais l'exposition progressive à leur propre langue fait disparaître peu à peu cette capacité.

Jusqu'à 6 mois, le bébé produit une gamme de phonèmes dépassant ceux de la langue maternelle. Petit à petit, il se spécialise au niveau perceptif et productif. Il privilégie les caractères qui sont pertinents dans sa langue, au point qu'il ne pourra parfois plus percevoir ni produire certains phonèmes.

En ce qui concerne les organes de la parole, la maturité du tractus vocal se modifie, permettant vers 6 ou 7 mois l'apparition de sons du langage. Les syllabes répétées en série permettent à l'enfant d'exercer son appareil vocal, d'imiter celui qui parle, de communiquer avec lui [7] ; plus l'adulte interagit avec lui, plus le bébé babille. C'est surtout la partie antérieure de l'appareil vocal, notamment les lèvres, qui est maîtrisée (consonnes labiales /m/, /b/, /p/). Le bébé produit le babillage « canonique », c'est-à-dire reprend les voyelles et les consonnes émises autour de lui. Ce babillage canonique est donc directement issu de la langue maternelle. La production de syllabes bien articulées, constitués d'une consonne et d'une voyelle débute entre 6 et 8 mois.

A partir de 8-10 mois, les productions de l'enfant se modifient en fonction du langage du milieu environnant.

A l'évolution des productions vocales s'associe un développement de la communication non verbale par le regard, puis par le sourire (mimiques), enfin vers 8-9 mois par l'attention conjointe : l'enfant cherche à attirer l'attention d'autrui, porte son regard sur ce qu'on lui montre, pointe du doigt en direction d'un objet.

Vers 11 mois commence à se produire la segmentation des mots, ainsi que leur reconnaissance, qui s'effectue alors de manière plutôt globale. À ce stade, l'enfant comprend bien plus de mots qu'il ne peut en produire. L'enfant mémorise d'abord les substantifs, puis les verbes.

Pour D. Marcelli [8], le langage ne peut se développer sans la mise en place de la trans-subjectivité qui se fait en plusieurs étapes et que l'auteur décrit sous la forme d'une pièce en sept actes. Un échange de regard se met en place dès la naissance entre le bébé et son partenaire relationnel (la mère le plus souvent mais non obligatoirement). Ce partage de regard, « les yeux dans les yeux » de 0 à 3 mois, provoque chez la mère des paroles et une rêverie qui va « envisager » son bébé et l'introduire dans le champ des relations humaines. Il y a double transfert de subjectivité entre le bébé et sa mère. L'attention partagée se développe entre 3 et 6 mois grâce à un jeu d'engagement et de désengagement du regard permettant un partage émotionnel. Entre 5 et 9 mois, à travers un jeu de regard, l'attention conjointe, la mère va guider son bébé à regarder un « objet » tiers, l'ouvrant ainsi au spectacle du monde et préfigurant la relation triadique. La présentation au miroir entre 6 et 10 mois se traduit par un pointage par le parent et la nomination du bébé. L'identité procède alors d'une double altérité.

Le pointage entre 9 et 18 mois, se met en place dans un premier temps par la désignation du parent d'un spectacle dans une direction pour piloter le regard de l'enfant et aboutir à un plaisir partagé. L'enfant reprend rapidement le pointing pour accéder à un objet (part proto-impérative) et son intention sera nommée par la mère (part proto-déclarative). Ceci se fait toujours grâce un « ballet » de regards. L'exemple du square, où l'enfant recherche dans le regard du parent qui le surveille l'autorisation d'aller jouer, est un bel exemple de partage d'intention et est rendu possible par l'échange de regard. Il fait partie du fondement de l'autorité. Le « non » apparaissant avec le langage est le symbole du pouvoir différenciateur.

### 2. Phase linguistique

On note l'apparition des premiers mots entre 12 et 16 mois [3]. Il s'agit de mono ou dissyllabes systématiquement associées à certains objets ou à certaines situations (demande, désignation). A cet âge, l'enfant comprend environ une cinquantaine de mots.

L'accroissement du vocabulaire, très variable d'un enfant à l'autre, est relativement lent jusque vers 16 mois (moyenne 30 mots). Vers la fin de la deuxième année, il s'accélère : 250 à 300 mots vers deux ans (on parle alors d'« explosion lexicale ») ;

Parallèlement, la phonologie et la syntaxe se précisent. Pour que la programmation des mots puisse se faire, l'enfant doit sélectionner les mots dans son répertoire, trouver le programme phonétique correspondant, et enfin organiser les mouvements articulatoires qui permettront la réalisation des mots.

Vers 18 mois, l'enfant commence à utiliser le « non », qui montre un progrès de son individualisation.

Les premières phrases (association de deux mots, pour désigner une action) apparaissent entre 20 et 26 mois (protolangage).

A 2 ans, les productions sont incompréhensibles. Il faut l'interprétation de la mère ou de l'entourage pour restituer l'histoire. Nous retrouvons ici la perspective psychodynamique et interactionniste de Vygotski et Bruner.

Au cours de la 3ème année, l'acquisition du vocabulaire s'intensifie pour atteindre environ 1000 mots à 3 ans.

L'enfant perfectionne l'articulation des différents phonèmes (selon une progression assez fixe d'un enfant à l'autre, dépendant des difficultés propres à chaque geste articulatoire) et on observe la maîtrise du système phonologique.

L'acquisition de la syntaxe [3] se fait de la façon suivante : les phrases sont d'abord de "style télégraphique" (mots-phrases, mots-valises), puis comportent progressivement sujet, verbe, complément, qualificatifs, pronoms ; le « je » apparaît vers 3 ans marquant une étape importante de l'individuation et de la reconnaissance de sa propre identité par l'enfant.

Le langage adulte de base, correctement articulé, est généralement acquis entre 3 et 5 ans. Au delà, le langage continue d'évoluer : enrichissement du vocabulaire, perfectionnement de la syntaxe (concordance des temps, accord des participes passés) ; le langage progresse aussi sur le plan expressif et cognitif (acquisition de la métaphore).

Vers 6 ans l'enfant est en général prêt pour l'apprentissage du langage écrit : la lecture est normalement acquise en une année scolaire, elle continuera de progresser par la suite en rapidité et en automatisation.

Le développement sémantique [9] (apprentissage de la signification des mots) n'est pas linéaire. On note une accélération vers 18-20 mois. De 10 mots à un an, on passe à 64 mots à un an et 4 mois, à plus de 300 mots à deux ans, et jusqu'à plus de 500 mots à deux ans et six mois. Après 6 ans, l'enfant a acquis plus de 10 000 mots.

Le lien entre le signifiant (image acoustique correspondant à la production d'un mot) et le signifié (concept associé à ce mot) est arbitraire et univoque. Il s'agit d'une convention sociale dont la maîtrise est nécessaire si l'on veut se faire comprendre.

Vers 6-7 ans, l'enfant acquiert des capacités métalinguistiques comme par exemple la gestion de la production des énoncés, l'examen de l'effet produit par les énoncés, le test face à la réalité, l'apprentissage délibéré...

Les réseaux sémantiques sont en constante réorganisation tout au long de la vie.

Le développement du langage obéit à des contraintes culturelles [3], et les champs sémantiques d'intérêt ne sont pas les mêmes selon les nationalités : les bébés français nomment la nourriture et les vêtements, les Américains disent des termes de bienvenue, les Suédois des verbes d'action, les Japonais des éléments de la nature. La compréhension se développe également progressivement, et elle interagit avec le développement des processus cognitifs. Les phrases se constituent progressivement vers l'âge de 4 ans : d'abord phrase entière simple, puis coordonnées et subordonnées [10]. Dans des contextes particuliers comme le bilinguisme ou la précarité sociale, les étapes du développement du langage suivent, à l'évidence, des cheminements plus complexes dont il faut tenir compte.

La qualité émotionnelle des interactions joue le rôle fondamental que l'on sait. Un trouble des interactions précoces empêche l'enfant d'extraire des indices pertinents de ce qu'il voit et entend, et retentit inévitablement sur la sphère linguistique. De même, les aptitudes sensorimotrices doivent être intactes pour que l'enfant puisse percevoir correctement le message. Un retard de développement cognitif peut empêcher l'enfant de catégoriser les objets, de distinguer le sens des mots, et donc engendrer un dysfonctionnement sémantique.

Ces données sur le développement du langage oral n'ont pas encore fait l'objet d'une réelle modélisation sur le plan cognitif qui permettrait de systématiser les différentes opérations mentales sollicitées dans le traitement du langage oral chez l'enfant. Il existe des modèles cognitifs et neuropsychologiques issus de l'étude des patients aphasiques adultes, mais ils demandent à être confrontés au développement normal et pathologique du langage oral. Ils sont dès lors très peu utilisés en clinique.

### B. Historique

On retrouve des descriptions [9] de cas non spécifiques des « enfants sauvages » dès le 17ème siècle, témoignant d'un intérêt pour les troubles du langage. Le cas le plus célèbre étant celui de Victor, l'enfant sauvage d'Aveyron qu'Itard, jeune médecin tenta en vain « d'éduquer ». Victor apparait comme le symbole des enfants sauvages ; la littérature à son sujet est abondante. Victor avait environ 12 ans quand on le découvrit dans une forêt au centre de la France. Il ne parlait pas, il ne répondait ni à la parole ni au bruit et il avait un retard statural et pondéral. Itard, qui était alors jeune médecin, entreprit en 1801, la difficile tâche que représentait son éducation, mais Victor ne put acquérir les règles les plus élémentaires des conventions sociales. Le diagnostic de la pathologie dont il était atteint a fait l'objet de nombreuses discussions ; certains ont évoqué les diagnostics d'autisme ou d'arriération mentale, d'autres la possibilité d'une carence particulièrement sévère. Il fut examiné par Pinel qui en fit un retard congénital et déclara qu'il n'était pas récupérable, puis par Séguin et par le phrénologue Franz Gall ; ces derniers arrivèrent à la conclusion qu'il s'agissait d'un idiot véritable. Comme l'avait commenté ironiquement Utah Frith en 1989, Victor avait été capable de survivre seul dans un bois et il ne fut pas capable de vivre de façon indépendante en société.

Descartes [9] insistait déjà sur le fait qu'il était inutile de reprendre les enfants, « parler toujours correctement devant…leur langage s'épurera ».

En 1822 [3], Gall décrit des enfants d'intelligence apparemment normale, qui s'expriment avec difficulté mais qui semblent avoir une bonne compréhension. Pour lui, ce trouble ne peut en aucun cas être lié à une malformation des organes vocaux, une « apathie relationnelle » ni à un déficit auditif.

De nombreuses études en France et en Angleterre ont suivi tout au long du XIXème siècle [3]. Elles mettent en avant la pauvreté des productions orales et une intelligence préservée. Elles découlent des connaissances sur les relations cerveau/langage, étayées par les travaux de Paul Broca et de Karl Wernicke, correspondant à une conception localisationniste.

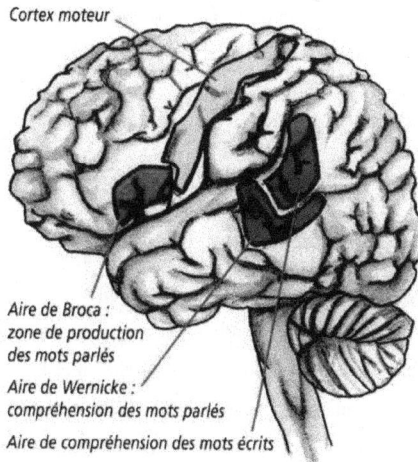

Figure 1 : Illustration des aires de Broca et de Wernicke

Au début du XX$^{ème}$ siècle, des auteurs parlent d'« aphasie infantile », terme qui sera remplacé par aphasie développementale en 1950 puis les termes d'« aphasie congénitale » et d'« audimutité » [11] vont être utilisés.

A cette époque se développe la théorie de l'information, la psycholinguistique (étude de la structure du langage chez l'enfant dans une perspective innéiste), basée sur les théories de Chomsky et de la grammaire générative. Pour Durkheim, la communication est l'ensemble des interactions dans un réseau ou s'échangent et se partagent des représentations collectives. Pour Piaget, le langage a une fonction de représentation du monde. Il s'agit d'une voie d'accès aux processus de pensée.

Les théories de Vygotski, développées par Brunner par la suite mettent l'accent sur la place centrale du langage. La communication avec un interlocuteur plus expert permet à l'enfant d'acquérir de nouvelles capacités et connaissances. L'expert est alors un médiateur qui

15

stimule, montre, aide… Le processus de communication est un outil majeur de socialisation et d'acquisition.

Vers 1960, apparaît le terme « dysphasie » notamment employé par Ajuriaguerra [11] et coll., qui permet de mettre en avant que ce trouble ne se caractérise pas par une absence de langage mais l'utilisation déficitaire de celle-ci. Dès cette époque, Ajuriaguerra distingue les « économes mesurés », réservés sur le plan verbal, des « prolixes peu contrôlés », parlant abondamment. L'auteur met également en évidence des difficultés scolaires pour ces deux groupes, ainsi qu'un profil affectif particulier (désordre affectif précoce lié à un manque de besoin de relation et un manque d'organisation perceptivo-verbale).

La dysphasie étant à différencier d'une lésion cérébrale acquise, comme dans l'aphasie de l'adulte, certains auteurs vont utiliser le terme « dysphasie de développement ».

Dans les années 90, René Diatkine [12], psychiatre, psychanalyste, considère la dysphasie comme une anomalie du développement du langage ayant des effets sur la vie relationnelle de l'enfant. Ceci implique qu'il faut étudier le rôle du langage dans l'ensemble du fonctionnement mental et de déterminer dans quelle mesure le langage joue un rôle organisateur dans le fonctionnement psychique de l'enfant. Il insiste déjà sur l'importance d'un dépistage précoce et d'une prise en charge adaptée à chaque enfant.

Actuellement les Anglo-Saxons utilisent plutôt l'appellation « trouble spécifique du langage » ou « specific language impairment » (SLI) qui constitue la référence majoritaire des chercheurs.

En France, l'appellation « trouble spécifique du développement du language » (TSDL) est utilisée par Chevrié-Muller [7] pour parler de SLI. Cet auteur continue de parler de dysphasies pour évoquer les troubles spécifiques du langage oral graves. Cette appellation est la plus utilisée chez les cliniciens des pays francophones. Il existe plusieurs formes cliniques selon l'atteinte du versant réceptif ou expressif (parfois les deux) du langage. Dans la suite de notre travail nous utiliserons le terme « dysphasie » ou l'acronyme « TSDL ».

C. Epidémiologie

Peu d'études se sont penchées sur la question. L'étude épidémiologique la plus importante, réalisée aux États-Unis chez des enfants de langue anglaise scolarisés en école maternelle et âgés de 5 à 6 ans, a étudié un échantillon de 7 218 enfants provenant de différentes couches de population (urbaine, suburbaine et rurale) [13]. Les batteries de tests administrées ont mis en évidence un taux de 7,4 % d'enfants atteints de SLI. La prévalence estimée pour les garçons était de 8 % pour les garçons et de 6 % pour les filles. Cette étude montre que les filles sont plus souvent atteintes que ce qui est décrit habituellement. Il est en outre évident que les critères d'inclusion des sujets sont plus larges que ceux retenus pour le diagnostic de « dysphasie » en France, le concept de SLI pouvant inclure les troubles importants de parole et de langage où le langage n'est pas obligatoirement atteint dans sa structure même, mais simplement fortement retardé.

Une revue de littérature mentionne que la prévalence des troubles dysphasiques se situerait de 1 % à 6-8 % pour la population de maternelle et de 0,5 % à 1 % pour la population scolaire [14]. Ces variations de la prévalence montre bien l'étendue du travail qui reste à accomplir dans ce domaine, et la nécessité d'un accord sur les critères diagnostiques.
En outre, le trouble du langage est souvent accompagné d'un cortège de difficultés neurologiques, pédopsychiatriques ou comportementales : troubles de la motricité globale ou fine, impulsivité, déficits attentionnels, troubles anxieux.

Les études relatives à la prévalence des troubles du langage donnent des chiffres très hétérogènes. Néanmoins, le rapport Ringard (2000) [15] et l'INPES (2004) [16] avancent un taux de prévalence de trouble du langage de 4 à 6 % par classe d'âge d'enfants parmi laquelle 1% présenterait une déficience sévère. La prévalence est nettement plus élevée chez les garçons (ratio d'environ trois filles atteintes pour quatre garçons), sans qu'aucune étiologie n'explique cette variance. Des éléments de pronostic à l'âge préscolaire ont été établis à partir d'études longitudinales, mais l'évolution tant scolaire que professionnelle ou sociale est variable. Fait important, elle dépendrait de la pertinence de la mise en œuvre des prises en charge orthophonique, pédagogique et psychothérapeutique. C'est notamment pour ces raisons qu'un « Plan d'action pour les enfants atteints d'un trouble spécifique du langage oral ou écrit » [17] a été mis en œuvre en Mars 2001. Ce plan élaboré par une cellule interministérielle (Santé et Éducation nationale) propose des mesures organisées autour d'axes prioritaires dont le développement d'une prévention dès l'école maternelle et une meilleure identification des enfants porteurs d'un trouble spécifique du langage.

### D. Classifications actuelles

Les pathologies du langage chez l'enfant se révèlent être d'une grande complexité et diversité. Leur classification est nécessaire pour éclairer le clinicien mais aussi utile pour définir des programmes de recherche.

Nous allons examiner comment les différentes classifications médicales internationales actuelles que sont le DSM IV [18] et la CIM 10 [19] abordent ce problème. Il nous apparaît pertinent de reprendre les définitions existantes et qui restent incontournables. Celles-ci, malgré leurs limites, ont au moins le bénéfice de délimiter un terrain nosographique consensuel entre les professionnels, pour qu'ils soient bien certains de faire référence et de désigner les mêmes choses. Nous allons voir que ces entités nosographiques des systèmes internationaux ne se recouvrent pas complètement.

### 1. DSM

Les auteurs du DSM-IV [18] définissent dans la partie « *troubles diagnostiqués pendant la première enfance, la deuxième enfance ou l'adolescence* » un chapitre sur les troubles de la communication.

**Trouble phonologique F80.0 [315.39] (auparavant Trouble de l'acquisition de l'articulation)**

A.     Incapacité à utiliser les phonèmes normalement acquis à chaque stade du développement, compte tenu de l'âge et de la langue du sujet (ex. erreurs dans la production des phonèmes, leur utilisation, leur représentation ou leur organisation ; cela inclut, de manière non limitative, des substitutions d'un phonème par un autre - utilisation du t- à la place du k- ou des omissions de certains phonèmes comme ceux en position finale).

B.     Les difficultés dans la production des phonèmes interfèrent avec la réussite scolaire ou professionnelle, ou avec la communication sociale.

C.     S'il existe un retard mental, un déficit moteur affectant la parole, un déficit sensoriel ou une carence de l'environnement, les difficultés de langage dépassent celles habituellement associées à ces conditions.

D. Il est important de noter que cette catégorie regroupe des troubles associés à des pathologies de la sphère ORL ou neurologiques, des retards mentaux ou des problèmes psychosociaux ; mais également des troubles phonologiques d'origine inconnue ou incertaine, dits *fonctionnels ou développementaux*. Nous y reviendrons ultérieurement.

**Trouble du langage de type expressif F80.1 [315.31]**

A. Les scores obtenus sur des mesures standardisées (administrées individuellement) du développement des capacités d'expression du langage sont *nettement au-dessous* : des scores obtenus sur des mesures standardisées des capacités intellectuelles non verbales d'une part ; de ceux obtenus sur des mesures standardisées du développement des capacités réceptives du langage d'autre part. La perturbation peut se manifester sur le plan clinique par des symptômes tels que : vocabulaire nettement restreint, erreurs de temps, difficultés d'évocation de mots, difficultés à construire des phrases d'une longueur ou d'une complexité appropriées au stade du développement.

B. Les difficultés d'expression interfèrent avec la réussite scolaire ou professionnelle, ou avec la communication sociale.

C. Le trouble ne répond pas aux critères du trouble du langage de type mixte réceptif-expressif ni à ceux d'un trouble envahissant du développement.

D. S'il existe un retard mental, un déficit moteur affectant la parole, un déficit sensoriel ou une carence de l'environnement, les difficultés de langage dépassent celles habituellement associées à ces conditions.

**Trouble du langage de type mixte réceptif-expressif F80.2 [315.31]**

A. Les scores obtenus sur des mesures standardisées (administrées individuellement) du développement des capacités expressives et des capacités réceptives du langage sont *nettement au-dessous* des scores obtenus sur des mesures standardisées des capacités intellectuelles non verbales. Les symptômes incluent ceux du Trouble du langage de type expressif ainsi que des difficultés à comprendre certains mots, certaines phrases ou des catégories spécifiques de mots comme les termes concernant la position dans l'espace.

B. Les difficultés d'expression et de compréhension du langage interfèrent avec la réussite scolaire ou professionnelle, ou avec la communication sociale.

C. Le trouble ne répond pas aux critères d'un trouble envahissant du développement.

19

D. S'il existe un retard mental, un déficit moteur affectant la parole, un déficit sensoriel ou une carence de l'environnement, les difficultés de langage dépassent celles habituellement associées à ces conditions.

Pour les troubles du langage de type expressif et de type mixte expressif-réceptif, nous soulignons que les auteurs regroupent dans ces deux catégories des troubles acquis et dits développementaux. Ainsi, dans la forme acquise, l'altération du langage expressif dans un cas et mixte dans l'autre survient après une période de développement normal comme conséquence d'une maladie neurologique ou d'une affection médicale générale (ex. encéphalite, traumatisme crânien, irradiation). Dans la forme développementale, l'altération du langage n'est pas liée à une affection neurologique d'origine connue. Cette forme se caractérise par une lenteur de l'acquisition du langage, dans laquelle la parole peut apparaître tardivement et suivre lentement les étapes du développement du langage. Nous reprendrons cette remarque importante plus tard.

## 2. CIM10

La Classification Internationale des Maladies [19] de l'Organisation Mondiale de la Santé (OMS) contient un chapitre « *trouble du développement psychologique* » (F80-F89) à l'intérieur duquel sont définies plusieurs sous-catégories dont l'item F80 concernant « *les troubles spécifiques du développement de la parole et du langage* ».

**Troubles spécifiques du développement de la parole et du langage (F80)**
Troubles dans lesquels les modalités d'acquisition du langage sont altérées dès les premiers stades du développement. Ces troubles ne sont pas directement attribuables à des anomalies neurologiques, des anomalies de l'appareil phonatoire, des troubles sensoriels, un retard mental ou des facteurs d'environnement. L'enfant peut être capable de mieux communiquer ou de mieux comprendre dans certaines situations très familières, mais ses capacités de langage sont toujours altérées quel que soit le contexte. Les troubles spécifiques du développement de la parole et du langage s'accompagnent souvent de problèmes associés, tels des difficultés de la lecture et de l'orthographe, une perturbation des relations interpersonnelles, des troubles émotionnels et de troubles du comportement.

**Trouble spécifique de l'acquisition de l'articulation (F80.0)**

Trouble spécifique du développement dans lequel l'utilisation par l'enfant des phonèmes est inférieure au niveau correspondant à son âge mental, mais avec un niveau linguistique normal.

*Inclure* : dyslalie, lallation, trouble du développement de l'articulation, trouble du développement phonologique, trouble fonctionnel de l'articulation.

*Exclure* : l'altération de l'articulation associée à ou due à l'aphasie SAI (R47.0), l'apraxie (R48.2), une perte de l'audition (H90-H91), un retard mental (F 70-F79), un trouble de l'acquisition du langage de type expressif (F 80.1) ou de type réceptif (F80.2).

**Trouble de l'acquisition du langage, de type expressif (F80.1)**

Trouble spécifique du développement dans lequel les capacités de l'enfant à utiliser le langage oral sont nettement inférieures au niveau correspondant à son âge mental, mais dans lequel la compréhension du langage se situe dans les limites de la normale. Le trouble peut s'accompagner d'une perturbation de l'articulation.

*Inclure* : dysphasie ou aphasie de développement de type expressif.

*Exclure* : l'aphasie acquise avec épilepsie (Landau-Kleffner) (F80.3), dysphasie ou aphasie de développement, de type réceptif (F80.2), dysphasie ou aphasie SAI (R47.0), mutisme électif (F94.0), retard mental (F70-F79), troubles envahissants du développement (F84).

**Trouble de l'acquisition du langage, de type réceptif (F80.2)**

Trouble spécifique du développement dans lequel les capacités de l'enfant à comprendre le langage sont inférieures au niveau correspondant à son âge mental. Dans la plupart des cas, le versant expressif est, lui aussi, nettement perturbé et il existe des perturbations phonétiques.

*Inclure* : aphasie de développement (de type Wernicke), dysphasie ou aphasie de développement (de type réceptif), surdité verbale, trouble réceptif auditif congénital.

*Exclure* : l'aphasie acquise avec épilepsie (Landau-Kleffner) (F80.3), dysphasie ou aphasie de développement (de type expressif) (F80.1), dysphasie et aphasie SAI (R47.0) autisme infantile (F84.0-F84.1), mutisme électif (F94.0), retard du langage secondaire à une perte de l'audition (H 90-H91), retard mental (F70-F79).

3. Limites et critiques

a. Le critère de discordance

Le critère de discordance se définit par le décalage entre la note obtenue aux épreuves liées au trouble et les bonnes performances à d'autres épreuves cognitives (il s'agit le plus souvent du quotient intellectuel de l'enfant mesuré entre 6 et 15 ans par un test normé). L'utilisation de l'épreuve de quotient intellectuel pour mettre en évidence un écart est contestée par certains auteurs. Parmi eux, J. Rispens et coll. [20] estiment que ce critère est fragile et permet artificiellement d'unifier le concept de « trouble spécifique». Ils mettent également en avant que l'enfant est un être en cours de développement, donc l'évaluation de ses compétences à un moment donné ne doit en aucun cas le figer dans ses capacités évolutives. D'autre part, le problème constitué par le seuil, défini arbitrairement et à partir duquel on définit le trouble, a été souligné dans le rapport INSERM [21]. Selon que l'on choisit un écart-type au-dessous de la moyenne ou deux écarts-types (cas de la CIM-10), on retrouve respectivement, dans une distribution gaussienne normale, 16% d'individus sous le seuil ou 2.5%. A ce sujet, les critères des deux classifications internationales divergent. Dans la CIM-10, la note obtenue aux épreuves se situe à au moins deux écarts-types en dessous du niveau escompté, compte tenu de l'âge chronologique et du QI. Pour le DSM-IV, les performances à des tests standardisés doivent être nettement en dessous du niveau attendu par rapport à l'âge, aux autres performances scolaires et à l'intelligence de l'enfant. Les termes « nettement en-dessous » se définissent par une discordance de plus de 2 écarts-types entre les performances à ces tests et le QI, mais dans certains cas, une différence moindre est suffisante (1 ou 1.5 écart-type). Ces différences mettent bien en évidence le caractère arbitraire de ces choix de seuil.

Ainsi, il apparaît que la discordance (discrepancy), concept central dans les classifications internationales issues du courant neurocognitif, est très contestée. Elle ne permet effectivement pas de dégager spécifiquement une catégorie d'enfants.

b. Critique d'une définition « en négatif »

Bien des auteurs ont insisté sur la difficulté à tracer les limites d'une pathologie langagière, elle-même hétérogène. Cela montre qu'il est complexe, à la fois d'établir des limites, mais aussi et surtout d'identifier un contenu nosographique « en positif ». Dans ces conditions, l'usage d'un concept de « spécificité » est apparu intéressant. Il consiste en l'identification d'items de définition venant apporter des éléments sur ce que le trouble du langage n'est pas. La question se pose alors de la validité d'une définition fondée sur l'absence de certaines caractéristiques.

On retient que les modalités sine qua non dans le cadre qui nous intéresse pour notre travail sont l'exclusion : d'un retard mental, d'un handicap sensoriel, d'un environnement défavorable, des troubles mentaux avérés, d'une lésion cérébrale évidente. On parle aussi de « trouble intrinsèque ». Nous allons le voir, chacun des termes ayant servi à délimiter par exclusion le concept de trouble spécifique du langage peut faire l'objet d'une discussion.

i.  L'exclusion d'un retard mental
Le critère que constitue la « normalité » du développement cognitif, qui serait attestée notamment par un QI Performance supérieur à 85, contrastant avec des performances à un test composite de langage se situant au dessous de -1.25 écart type, a été remis en cause, ne serait-ce qu'en raison des fluctuations du QI au cours du développement, observées chez certains enfants dysphasiques (Botting, 2005 [22]).

ii.  L'absence de handicap sensoriel
Concernant l'audition, on sait qu'il n'est pas exclu que des déficits temporaires ou persistants de transmission (otites séreuses bilatérales) constituent des facteurs aggravants d'un trouble spécifique du langage (sans en être à l'origine).

iii.  L'environnement affectif et social adapté
Ce critère de milieu socioculturel est particulièrement controversé. Tout d'abord, nous devons nous interroger sur quelle définition objective utiliser lorsqu'on parle d'un environnement affectif et social inadapté. Aussi, s'il l'on applique stricto sensu la définition, dire qu'un enfant issu d'un milieu défavorisé a des troubles du langage oral, associe ses difficultés directement à son milieu. A l'inverse, un enfant évoluant dans un milieu favorisé sera reconnu comme « trouble spécifique ».
Bien que le recueil d'observations d'enfants ayant souffert de déprivations sociales sévères a permis de mettre en évidence des troubles du langage significativement plus fréquents que dans la population générale, le mécanisme de ces déficits et la responsabilité respective des facteurs affectifs et culturels voire d'un trouble spécifique du développement du langage aggravé par la carence de l'environnement ne sont pas complètement élucidés (Skuse, [23]).

iv.   L'absence de troubles mentaux avérés

Nombreux sont les auteurs qui ont insisté sur la nécessité de ne pas retenir une corrélation entre troubles du langage et troubles psychiatriques. Nous nous permettons d'insister sur le fait qu'un trouble du langage même lorsqu'il est qualifié de « pur » ou « spécifique », n'est nullement dépourvu d'incidences psychiques. Mal parler et mal comprendre ce qui est dit, va nécessairement entraver la relation engagée avec autrui, tout comme la confiance que l'on peut avoir en sa propre pensée. La défaillance de l'appareil à parler peut déstabiliser l'ensemble de la vie psychique. Il peut en résulter une inhibition massive ou au contraire, une certaine hyperactivité. Même si l'on essaie d'identifier une répartition nosographique des troubles du langage, il convient d'insister sur la nécessité de rechercher des singularités de l'enfant, des caractéristiques particulières et imprévisibles par lesquelles chacun se démarque de la catégorie à laquelle le reste de sa symptomatologie permet de le rattacher. C'est en faisant levier sur les singularités qui le distinguent que l'on parvient à faire évoluer les aptitudes d'un enfant.

c.   Réflexions sur les classifications

Nous avons remarqué que le DSM-IV n'inscrit pas les formes acquises et les formes développementales dans des catégories différentes, comme en témoigne la note de codage : «S'il existe un déficit moteur affectant la parole, un déficit sensoriel ou une maladie neurologique, coder ceux-ci sur l'axe III », autrement dit, dans la catégorie *Aspects médicaux ponctuels et troubles physiques*. Les auteurs ne mentionnent pas non plus la notion de troubles spécifiques et secondaires, mais la notion de spécificité des troubles est mise en évidence par le critère suivant présent pour chacune des catégories décrites : « S'il existe un retard mental, un déficit moteur intéressant la parole, un déficit sensoriel ou une carence de l'environnement, les difficultés de langage dépassent habituellement celles associées à ces conditions ». Concernant la CIM-10, elle identifie clairement les troubles spécifiques du développement du langage, dans des catégories spécifiques (Trouble de l'acquisition du langage), en excluant les troubles acquis. Ces deux classifications se rapprochent de la littérature internationale qui définit sous le terme de « troubles spécifiques du langage oral » (specific language impairment) les troubles du langage oral comme non secondaires à une autre pathologie.
Cependant, on remarquera que ni la CIM-10, ni le DSM-IV ne tiennent compte du degré de gravité, ni du caractère déviant (ne respectant pas les étapes normales du développement) ou non déviant du langage. Dans chacun des troubles définis dans le DSM-IV ou dans la CIM-

10, il est décrit que « le trouble peut être modéré et guérir, ou peut être sévère et persister à l'âge adulte ». C'est cette insuffisance de critères diagnostiques dans ces deux classifications qui a été dénoncée par de nombreux auteurs, compte tenu de la différence massive sur le plan de la prise en charge et du pronostic (Billard, 2007 [24]).

De même, la grande variété des dénominations, n'est pas indépendante d'autres problèmes, qui ont trait à l'hétérogénéité de cette pathologie « spécifique », à la définition de ses limites, à son étiologie, et enfin aux déficits neuropsychologiques et linguistiques qui lui sont sous jacents. Ces interrogations multiples parfois même sans réponse, expliquent à la fois la littérature foisonnante sur ce thème mais aussi la difficulté éventuelle pour les cliniciens à étiqueter les troubles qu'ils observent.

Malgré leur intérêt pour la recherche, ces classifications ont de nombreux défauts comme nous venons de le démontrer. Elles ne sont donc que peu utilisées par les cliniciens qui leur préfèrent celles de Rapin et Allen ou celle de Gérard.

### 4. Classification de Rapin et Allen

La diversité clinique des dysphasies est une réalité dont les classifications sémiologiques proposées (1963) puis revues (1988) par Rapin et Allen [25] tentent de tenir compte. Leur but a été de regrouper en syndromes les désordres langagiers des enfants.

Ces auteurs ont proposé une typologie élaborée à partir des tableaux symptomatiques les plus fréquemment rencontrés. Cette classification est fréquemment utilisée en clinique et adaptées par de nombreux auteurs, dont Gérard [26].

➢ Syndrome phonologique-syntaxique : il s'agit de la forme clinique la plus fréquente

Cette forme de dysphasie est liée à la difficulté de décodage des énoncés oraux. La réduction verbale est importante, les déformations phonologiques sont nombreuses et inconstantes, les productions sont agrammatiques et le vocabulaire limité. La compréhension peut être atteinte, mais reste généralement mieux préservée que l'expression. Le jargon est rare, l'enfant répète peu ou pas. L'expression est très réduite avant 3 ans (deux ou trois mots). Chez le jeune enfant, la phrase est télégraphique (énoncés courts, omission des mots de liaison), les mots souvent inintelligibles. À l'âge scolaire, l'enfant éprouve des difficultés d'organisation du récit: la phrase est dysgrammatique, la phonologie incorrecte pour les mots longs, le vocabulaire inférieur à la norme. Le trouble de l'évocation peut être important. Lorsque l'enfant grandit, la compréhension verbale reste déficiente, en particulier dans le domaine du vocabulaire abstrait.

➢ Dysphasie réceptive ou agnosie auditivoverbale

Il s'agit d'une atteinte sévère de la compréhension orale due à une incapacité à décoder, à identifier les sons de la parole en l'absence de trouble auditif. L'enfant entend bien, mais il ne parvient pas à extraire le sens des mots. Un déficit sévère sur le plan expressif est associé : soit le langage est absent, soit il est rudimentaire et déformé sur le plan phonologique.

Chez le très jeune enfant, l'expression verbale est souvent remplacée par des gestes et des sons. La compréhension est très atteinte, le comportement peut être proche de celui d'un enfant sourd ou avec trouble envahissant du développement, tant le désintérêt du monde sonore semble important. Le contact visuel devient meilleur après 3 ans. Vers 5 ans, un jargon peut apparaître, accompagné de gestes, de quelques mots déformés. À l'âge scolaire, l'expression est très limitée, avec peu ou pas de phrases et une phonologie inintelligible. La compréhension est très inférieure à l'âge réel, dépendante des voies visuelles (gestes, images, écriture).

➢ Syndrome de production phonologique

Dans ce syndrome, l'expression reste fluente, mais les déformations phonétiques et phonémiques sont importantes et rendent le discours souvent inintelligible. Ce trouble est lié à une atteinte de la planification articulatoire (incapacité à respecter la séquence constituant un mot ou une phrase) : l'enfant peut prononcer correctement les sons isolés, mais il les articule mal dans le mot ou dans la phrase. On peut aussi retrouver des erreurs dans l'agencement de la séquence de sons constituants un mot ou une phrase. Sa principale particularité est l'intégrité de la compréhension.

Chez le très jeune enfant, le prélangage est tardif et peu varié, les bruits buccaux sont difficiles à réaliser. Le vocabulaire n'apparaît qu'après 2 ans, les phrases entre 3 et 4 ans ; l'enfant est à demi-intelligible, a des difficultés à répéter mais est paradoxalement parfois bavard. Il fait des gestes et des mimiques pour se faire comprendre. Il a un mauvais contrôle salivaire. À l'âge scolaire, les phrases existent mais sont dysgrammatiques, le vocabulaire est inférieur à la norme, l'intelligibilité peut être encore déficiente, la répétition des mots n'améliore pas leur correction. L'enfant peut devenir moins bavard par peur de ne pas être compris mais a un désir normal de communiquer. Chez les jeunes enfants, la compréhension est généralement peu atteinte, voire intacte. Mais en grandissant elle devient défaillante au niveau des termes abstraits, complexes (temps, espace, langage figuré, implicite, etc.).

➢ Dyspraxie verbale

Elle consiste en l'absence ou la limitation importante du langage expressif due à l'atteinte de l'organisation motrice de la parole. Le trouble s'accompagne d'une apraxie buccofaciale, de salivation, de dysarthrie. L'atteinte est purement expressive, la compréhension étant normale ou légèrement altérée. L'enfant parle peu, les mots sont tronqués, le discours agrammatique. L'enfant a des difficultés à répéter des mots et cela d'autant plus que les mots sont longs.

➢ Syndrome lexical-syntaxique (encore appelé dysphasie mnésique)

Il s'agit d'un trouble majeur de l'évocation des mots (important manque du mot) en l'absence de trouble phonologique ou articulatoire. L'intelligibilité est bonne, mais on observe des hésitations, des périphrases, des paraphasies sémantiques ou phonologiques. La compréhension est sensiblement normale, mais diminue avec la longueur des énoncés. Il existe une dissociation automatico-volontaire : l'habileté à nommer spontanément des objets est supérieure à l'habileté d'évoquer sur demande. Il existe un trouble de l'accès au lexique, mais le lexique est préservé.

L'enfant présente un retard du prélangage, des difficultés d'apparition des verbes, des conjonctions, des prépositions, des adverbes... Il cherche ses mots et les confond. La phonologie est plutôt adéquate, l'ordre syntaxique assez correct. Plus grand, l'enfant a plus de facilité pour évoquer en contexte que pour raconter, les mots stimulés sont plus évocables que les mots spontanés, l'enfant peut bégayer parce qu'il cherche ses mots. Tout mot nouveau est difficile à apprendre. La compréhension des termes concrets est meilleure que dans le cas du syndrome phonologique-syntaxique, mais la compréhension abstraite est incorrecte.

➢ Dysphasie sémantique-pragmatique

Elle touche essentiellement la pragmatique du discours : la compréhension des mots est bonne, mais la compréhension syntaxique est difficile et les aspects pragmatiques du langage sont touchés. Paradoxalement, l'expression est supérieure à la compréhension. Le discours est fluent, mais incohérent et sans logique. On retrouve des paraphasies verbales et sémantiques. Cette forme clinique est celle qui pose le plus de problème de diagnostic différentiel avec un trouble envahissant du développement.

Un trouble du contact visuel peut être présent dès le berceau, le faciès est impassible. Par la suite, l'expression est pauvre, l'écholalie est présente, les échanges avec autrui sont limités. À l'âge scolaire, l'expression est très altérée : l'enfant ne répond pas ou répond « à côté ». Il éprouve des difficultés à respecter le tour de parole. Il passe du coq à l'âne, il éprouve des difficultés à exprimer les émotions et peut difficilement organiser un récit ; la phonologie est adéquate. L'enfant peut ne pas comprendre les mimiques, les gestes, la situation, les interactions et le langage même concret. Il ne comprend pas les plaisanteries, les questions, le langage figuré, les subtilités non verbales, les explications de nouveaux jeux. La compréhension des situations sociales est très déficitaire.

Pour conclure, cette classification rend compte d'un certain nombre de regroupements de symptômes, il est donc fréquent que l'observation de certains enfants ne cadre pas exactement avec la définition d'un sous-groupe, certains symptômes semblant manquer ou s'ajouter. En pratique clinique, le type le plus fréquemment rencontré est le trouble phonologique-syntaxique, dans lequel les troubles expressifs sont prédominants et la compréhension est généralement préservée. Les troubles mixtes expressifs et réceptifs sont assez fréquents, de même que les troubles d'évocation. Les troubles de la compréhension purs sont rares. Quant aux troubles sémantiques-pragmatiques, la discussion concernant un continuum avec les troubles envahissants du développement reste ouverte [27].

## 5. Classification de Gérard et signes positifs

C.L. Gérard [26], élabore une classification consistant en une adaptation du modèle neuropsychologique de Rapin et ses collaborateurs au modèle de Crosson (cf. figure 2). Ce dernier décrit les relations réciproques existant entre trois groupes de centres où sont réalisés différents niveaux de contrôle. Ces centres sont localisés dans l'hémisphère cérébral gauche et sont constitués : des centres corticaux antérieurs où s'effectue la programmation de l'encodage (choix du contenu sémantique et syntaxique adapté au projet cognitif et au contexte) ; des *centres postérieurs*, décodeurs, qui attribuent un sens à chaque unité d'action ; des *centres sous corticaux* qui contrôlent la cohérence de l'action des centres précédents.

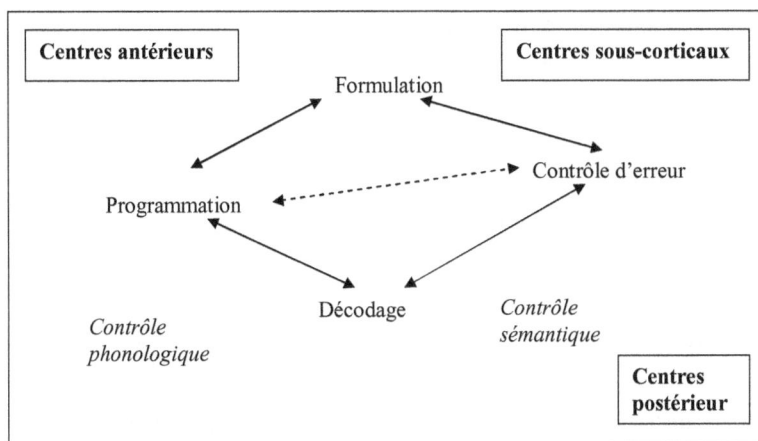

Figure 2 : Représentation schématique du modèle de Crosson (1985)

La classification de Gérard est basée sur la description du déficit structurel qui semble jouer le rôle principal dans chaque type. Il isole ainsi *5 syndromes dysphasiques* :

➢ le syndrome phonologique-syntaxique issu de la défaillance de la jonction formulation-programmation,

➢ le trouble de la production phonologique, résultant d'un trouble au niveau du contrôle phonologique,

➢ la dysphasie réceptive, qui constitue un trouble du décodage

➢ la dysphasie mnésique, se traduisant par un trouble du contrôle sémantique

➢ la dysphasie sémantique pragmatique, qui est un trouble de la formulation.

Gérard isole des anomalies qui seraient particulières aux dysphasiques et constituant des signes positifs. Il s'agit des marqueurs de déviance et des dissociations intralinguistiques. Les marqueurs de déviance, qui permettent de faire la différence avec un retard simple de langage, sont : l'hypo spontanéité verbale, le trouble vrai de l'encodage syntaxique, le trouble de la compréhension verbale non liée à une insuffisance verbale, le trouble de l'informativité, la dissociation automatico-volontaire et enfin le trouble de l'évocation lexicale. Les dissociations intralinguistiques comprennent l'atteinte d'un des trois principaux secteurs linguistiques à des degrés divers. Cette atteinte n'est pas homogène comme dans un retard simple de langage ou un trouble envahissant du développement. Une étude statistique menée par Gérard et al. montre que ces signes sont spécifiques mais non pathognomoniques.

29

E. Etat actuel sur les recherches concernant l'étiologie des troubles spécifiques du développement du langage

1. Neurobiologie

Les études neurobiologiques sur les enfants TSDL sont relativement peu nombreuses et les résultats sont encore trop souvent inconsistants du fait de l'hétérogénéité des groupes testés. Les recherches portent en effet sur des enfants présentant un trouble du langage, mais dont le sous-type n'est pas précisé. Or, il existe différentes formes de TSDL qui impliquent sans doute des processus cognitifs et neurobiologiques différents.

La symétrie morphologique des plana temporale, voire une asymétrie inversée ont depuis été mises en évidence par des études d'imagerie anatomique chez d'autres enfants porteurs de troubles du langage [28, 29]. Une étude en IRM fonctionnelle, a montré, chez des enfants avec dysphasie expressive, un trouble de la spécialisation hémisphérique au repos, ainsi qu'une difficulté d'activation de l'hémisphère gauche au cours d'une tâche spécifique [30]. La fiabilité de ces résultats reste à relativiser : les études post-mortem ne comportent qu'un nombre limité de cas et les résultats d'imagerie sont encore discutés.

2. Génétique

L'existence d'une concentration intrafamiliale de troubles du langage fait l'objet de nombreuses publications. Une méta-analyse aboutit à une fréquence moyenne de 46 % parmi les apparentés d'un enfant atteint, contre 18 % dans les groupes contrôle [31]. Il existe des cas de comorbidité familiale (familles dont au moins deux membres présentent des troubles différents) entre dyslexie et dysphasie d'une part, entre dysphasie et autisme d'autre part. De ce fait, certains suggèrent l'existence de facteurs étiologiques partagés.

Il existe une vulnérabilité génétique importante : 23 % à 41 % des parents d'enfants porteurs de difficultés de langage en sont eux-mêmes porteurs [32]. Les études chez les jumeaux apportent les arguments les plus forts en faveur d'une étiologie génétique [33,34]. La concordance, aussi bien pour les monozygotes que pour les dizygotes, est plus importante pour les troubles expressifs que pour les troubles réceptifs isolés ; elle augmente encore si des troubles mineurs du langage sont pris en compte.

On a formulé l'hypothèse d'un déterminisme génétique des troubles sévères du langage, avec une contribution monogénique. En revanche, si l'on admet que les troubles du langage constituent l'expression moins efficiente de capacités normales distribuées de manière gaussienne dans la population, on se situe alors dans une hypothèse compatible avec un déterminisme polygénique ou multifactoriel [35]. Bien que plusieurs loci aient été identifiés, aucun gène candidat n'a encore été retenu. La convergence des études génétiques de cohortes de patients atteints d'autisme et d'autres atteints de dysphasie vers certains points du génome serait en faveur d'une parenté génétique et physiopathologique entre ces troubles du développement, mais ces hypothèses restent à confirmer [27, 36].

Au moins six régions chromosomiques sont impliquées dans les troubles du langage, sur les chromosomes 2p, 7q31, 13q, 16q, 17q et 19q. Aucun gène n'a pour l'instant été associé à la forme la plus courante de la dysphasie (c'est-à-dire la forme phonologique-syntaxique) [37].

Il a été décrit une famille dans laquelle au moins 15 individus répartis sur quatre générations présentent une association de dysphasie (syndrome phonologique-syntaxique) et de dyspraxie sévères transmises selon un mode autosomique dominant. Le locus du gène a été localisé sur le chromosome 7q31 (et dénommé SPCH1) Un facteur de transcription pathologique dénommé FOXP2, appartenant à la famille des gènes *FOX*, a été identifié [38].

Des projets de recherche sur ces thèmes sont actuellement engagés au niveau national comme par exemple le projet Genedys. Ce projet de recherche pluri-disciplinaire et collaboratif vise à élucider les bases cognitives, cérébrales et génétiques de la dyslexie et de la dysphasie développementales. Il a démarré en février 2007 et la collecte des données s'est terminée en mars 2010. L'analyse des données est en cours. Il implique les laboratoires du CNRS, l'INSERM et l'institut Pasteur.

3. Audiologie

Les études électrophysiologiques sur les TSDL consistent le plus souvent à enregistrer des potentiels évoqués auditifs lors de la présentation de stimulations non verbales (sons) et verbales (voyelles, syllabes simples). Un certain nombre de résultats est en faveur d'un retard de maturation ou encore de dysfonctionnement dans le traitement de « bas niveau » sensoriel et acoustique. Ces résultats concordent avec les données comportementales qui rapportent des difficultés de discrimination perceptive chez les enfants TSDL. Toutefois, l'hétérogénéité clinique des groupes étudiés rend souvent les résultats contradictoires. Les anomalies observées au niveau des potentiels évoqués auditifs le sont essentiellement chez les enfants présentant un trouble réceptif [39].

Selon Tallal et al. [40], les enfants dysphasiques souffriraient d'un trouble spécifique de traitement des indices temporels, étendu à des fonctions verbales et non verbales. Les auteurs concluent que le trouble résulterait d'un déficit du traitement temporel auditif. Ce déficit perturberait la constitution des prototypes phonétiques de la langue maternelle de l'enfant, impliquant des effets négatifs sur les versants expressifs et réceptifs du langage [40]. Suite à cette observation, les auteurs ont proposé un entraînement ciblé sur le traitement temporel rapide des indices temporels acoustiques verbaux et non verbaux. Les enfants ont également été soumis à un entraînement adaptatif intensif. Après six semaines d'entraînement, les progrès évalués chez les enfants équivaudraient à environ deux années de développement linguistique, évalué par des tests standardisés. Ces résultats ont été contestés : les critères pris en compte pour l'évaluation des enfants avant et après l'entraînement n'auraient pas été assez précisés. Il a également été reproché à ces travaux de ne pas préciser les conséquences du déficit de traitement temporel sur le comportement linguistique de l'enfant.

## F. Comorbidités

### 1. Troubles de la lecture et dyslexie

Il existe des liens importants entre les troubles des langages oral et écrit : un peu plus de la moitié des TSDL évolue vers des troubles du langage écrit. De même, un peu plus de la moitié des dyslexiques présente aussi des troubles résiduels du langage oral [41].

Les recherches des dernières décennies indiquent qu'il existe une importante continuité entre l'oral et l'écrit. Les liens étroits entre la conscience phonologique, la mémoire verbale et la maîtrise du langage écrit sont bien connus. Mais les compétences lexicales, grammaticales, sémantiques du sujet contribuent également à l'acquisition de la maîtrise du langage écrit [42]. Les troubles affectant la phonologie ont un impact sur l'entrée dans l'écrit, lors des premières années d'acquisition de la lecture. En revanche, des difficultés affectant les registres lexical et syntaxique sont impliquées dans une maîtrise plus tardive de la lecture [42].

Les études longitudinales ont montré que la survenue d'un trouble secondaire du langage écrit est un risque important chez les enfants TSDL. C. Billard [24] en 2007 cite 2 travaux ; l'un concerne un suivi jusqu'à l'âge de 8 ans de trois populations d'enfants diagnostiqués à 5 ans porteurs d'un retard de langage ou d'une dysphasie de développement, en comparaison à une population contrôle d'enfants prématurés. La quasi-totalité des enfants dysphasiques étaient, à

8 ans, mauvais lecteurs, contre 25% chez les enfants atteints d'un retard de langage et environ 10% seulement pour les anciens prématurés. Une autre enquête rétrospective sur les compétences en lecture de 24 enfants dysphasiques âgés de plus de 9 ans confirme la fréquence des troubles des apprentissages du langage écrit dans cette population dysphasique (10/24 non-lecteurs, 10/24 avec un niveau de lecture inférieur à 7 ans et 4/24 seulement de lecteurs courants).

La notion de « risque » par rapport à l'apprentissage du langage écrit chez les enfants TSDL a été soulevée : l'âge auquel les troubles phonologiques se résorbent, ainsi que l'étendue et la sévérité des troubles joueraient un rôle pronostique important [43]. Les implications thérapeutiques sont évidentes : nécessité d'une précocité de l'intervention, et traitement des différents aspects du langage oral.

Les deux catégories « distinctes » que constituent la dyslexie développementale et les TSDL ont tendance actuellement à se chevaucher, du fait en particulier que la dyslexie tend actuellement à être considérée comme un trouble du langage au sein duquel les processus phonologiques sont déficients [44]. En outre, selon les auteurs, les déficits sémantiques et syntaxiques présents chez les TSDL affectent la compréhension de lecture, ainsi que la fluence. De nombreux sujets dyslexiques ont présenté un retard portant sur la syntaxe et la sémantique, mais non sur la phonologie, ce qui aurait été cause d'une absence de dépistage dans l'enfance. De nombreux cas (*poor comprehenders*) resteraient non diagnostiqués. Les troubles phonologiques auraient une plus grande héritabilité génétique que les troubles de la syntaxe et de la sémantique [45].

Pour aider à différencier une dyslexie « classique » et une dysphasie ayant évolué secondairement vers un trouble du langage écrit (la compréhension de lecture étant déficitaire dans les deux cas), on préconise de comparer le niveau de compréhension du langage oral, qui est généralement normal dans la dyslexie et anormal chez les TSDL.

2. Troubles cognitifs et troubles moteurs

Les dyspraxies sont des troubles de la programmation et de l'exécution du geste qui affectent la réalisation de certaines activités. On distingue différentes sortes de dyspraxie en fonction de la nature du geste : dyspraxie constructive, dyspraxie idéatoire, dyspraxie idéomotrice, dyspraxie d'habillage, dyspraxie buccofaciale. Leurs répercussions sont sévères sur l'ensemble du développement de l'enfant, dans la vie quotidienne et dans le parcours scolaire du fait, entre autres, d'une dysgraphie associée.

33

Dans le DSM IV [18], on ne trouve plus le terme de dyspraxie, mais on parle de « troubles de l'acquisition des coordinations (TAC) ». Le TAC se caractérise par un déficit marqué dans le développement de la coordination motrice et recouvre la notion de dyspraxie de développement bien qu'il existe des nuances subtiles entre ces deux termes. En France plus particulièrement, la dyspraxie est considérée comme un sous-groupe des TAC.

Le TAC affecterait 5 % à 6 % des enfants et concerne plus de garçons que de filles.

Les TSDL sont très souvent associés, à des degrés divers, à des difficultés praxiques. Ces troubles praxiques peuvent s'exprimer dans les zones orofaciales, mais aussi au niveau des membres. À partir d'une revue de 28 études, on a montré qu'entre 40 % et 90 % des enfants TSDL présentaient des difficultés importantes de motricité fine et globale et des troubles praxiques (difficultés d'imitation et de planification de séquences de gestes) [46]. Non seulement on peut observer des difficultés dans la planification nécessaire à la production de la parole, mais cette atteinte peut se généraliser à l'ensemble des gestes nécessaires à l'exécution d'actes moteurs fins, ainsi qu'à l'organisation dans l'espace et dans le temps d'activités plus complexes. Par exemple, les enfants dysphasiques peuvent présenter des difficultés à réaliser des mouvements fins et rapides des doigts, à imiter des gestes symboliques ou d'utilisation d'objets ou à reproduire des séquences de gestes.

D'autres données montrent que les troubles praxiques observés chez les enfants TSDL sont de même ordre que ceux observés chez les enfants présentant un syndrome dyspraxique ou un trouble de l'acquisition des coordinations. Cependant, les enfants avec TSDL semblent moins en difficulté que les enfants dyspraxiques dans les tâches d'organisation visuospatiale (comme des tâches de construction avec des cubes).

La question d'une comorbidité importante entre TSDL et difficultés motrices et praxiques est renforcée par certaines études génétiques. L'exploration de l'association entre troubles du langage et troubles moteurs chez des jumeaux suggère que les troubles moteurs font partie du phénotype des troubles du langage, avec notamment un lien très important entre troubles moteurs fins et troubles dans la production des sons du langage (atteinte expressive) [47].

D'autres perturbations cognitives sont fréquemment observées chez les enfants TSDL et notamment des troubles de l'attention, mais il reste difficile de savoir si ces troubles attentionnels sont secondaires à l'atteinte du langage ou si les troubles attentionnels et les troubles du langage sont tous deux la conséquence d'une perturbation cognitive sous-jacente commune.

Gérard [26] évoque des troubles associés au TSDL comme les troubles de la rétention auditive immédiate, les troubles visuo-constructifs, les troubles d'acquisition des concepts de base (les couleurs, le temps, les notions spatiales). Ces troubles seraient des anomalies du fonctionnement cérébral, souvent communes à l'ensemble des dysphasies.

### 3. Epilepsie

D'une manière générale, l'épilepsie n'affecte pas nécessairement l'organisation et le développement du langage : certaines épilepsies ne s'accompagnent d'aucun retard de langage, même lorsque les crises sont fréquentes ou difficiles à stabiliser. Chez les enfants qui souffrent d'une épilepsie symptomatique d'une atteinte neurologique patente, les troubles du langage sont rarement isolés et font partie d'un cortège de troubles neuropsychologiques et psychologiques importants. Ces troubles sont la conséquence directe de l'atteinte cérébrale, tout comme l'épilepsie, mais ils peuvent être aggravés par la survenue des crises.

Certains enregistrements électrophysiologiques veille-sommeil ont montré l'existence d'anomalies paroxystiques durant le sommeil, diffuses ou prédominantes dans la région frontotemporale gauche, chez des enfants TSDL n'ayant aucun antécédent convulsif ou neurologique [48]. Ces anomalies apparaissent plus importantes dans les troubles phonologicosyntaxiques. Même si ces données vont dans le sens d'anomalies EEG responsables de troubles du langage, les résultats sont encore inconsistants. Le pourcentage d'enfants TSDL avec anomalies EEG est très variable d'une étude à une autre et leur traitement pharmacologique n'entraîne en général aucune amélioration.

Des troubles du langage apparaissent de façon plus prédominante dans le syndrome de Landau-Kleffner (SLK). Ce syndrome est une affection rare décrite en 1957 [49]. Il concerne deux garçons pour une fille et se caractérise par une aphasie acquise, s'installant entre 3 et 8 ans et aboutissant à une surdité, associée à un tracé électroencéphalographique perturbé, des troubles de la compréhension et des troubles du comportement. Bien que présentant des troubles du langage, il constitue plutôt un diagnostic d'élimination pour la dysphasie.

4. Les troubles émotionnels et troubles du comportement

Les troubles du langage ne sont pas dépourvus d'un retentissement sur la vie psychique de l'enfant. Effectivement, la moitié approximativement des enfants qui ont des troubles du langage ont un trouble psychiatrique, ce qui en fait donc un groupe « à risque » vis-à-vis d'un trouble psychopathologique (Cantwell et Baker [50]). Il peut en résulter des tableaux cliniques marqués par des symptômes « intériorisés » : retrait, anxiété, difficultés émotionnelles avec insécurité et mésestime de soi, voire dépression. A l'inverse, on observe des symptômes « extériorisés » : manque de contrôle, impulsivité, opposition ou hyperactivité. Ces difficultés trouvent leur essence dans la difficulté interactionnelle avec autrui.

G. Diagnostics différentiels

Pour affirmer un trouble spécifique du langage oral, il convient classiquement d'éliminer, dans un premier temps une surdité, une malformation ou une paralysie de l'appareil phonatoire, un retard simple de langage, une déficience mentale avérée, un trouble envahissant du développement, un trouble sévère de l'environnement psychoaffectif ou socioculturel.

1. Atteinte auditive

Un examen ORL et audiométrique (audiométrie objective tonale et/ou des potentiels évoqués auditifs) doit être réalisé d'emblée, même pour un retard simple de langage, et préalablement à toute rééducation orthophonique. Cet examen gagnera à être renouvelé régulièrement (tous les ans), afin d'éviter que des éléments de surdité de transmission, fréquents chez le jeune enfant, ne viennent encore aggraver l'altération du langage. L'examen ORL permettra aussi d'éliminer une paralysie des organes de la voix.

2. Atteintes des organes de la phonation

Classiquement, il s'agit ici de troubles apparentés à l'infirmité motrice cérébrale, et le trouble est avant tout mécanique. Dans ces cas, les antécédents périnataux de l'enfant aident à faire le diagnostic. Néanmoins, au-delà des problèmes purement mécaniques, des troubles de la structure du langage peuvent se surajouter du fait de l'atteinte cérébrale.

3. Retard simple de parole et langage

Dans le tableau de retard simple, le langage se développe lentement, mais en suivant les étapes normales du développement avec une évolution favorable, notamment sous l'effet de la prise en charge orthophonique. Le trouble est dit « fonctionnel » : l'enfant a des difficultés à mettre en marche une compétence linguistique qui existe potentiellement, mais il réagit bien à la stimulation linguistique. Par opposition, nous avons vu que les dysphasies sont un trouble « structurel », sévère et durable, caractérisé par des déviances non observées dans l'évolution normale du langage et souvent avec persistance de difficultés malgré une rééducation langagière intensive. Ici, la compétence linguistique est atteinte.

En général, l'enfant présente un développement psychomoteur normal, avec un retard à l'apparition des premiers mots, puis des difficultés pour associer les mots et structurer ses phrases. Néanmoins, l'enfant progresse et arrive à se faire comprendre de son entourage. À l'entrée en maternelle, ses difficultés peuvent engendrer des problèmes relationnels avec les autres enfants. Les déformations de la parole sont du registre de la simplification : substitutions, élision de finales, assimilations. Si la situation n'est pas améliorée, le risque immédiat à l'école primaire est celui d'une dyslexie.

4. Pathologie cérébrale congénitale, maladie neurologique évolutive ou acquise

Un examen neuropédiatrique est également nécessaire afin d'éliminer ces pathologies. Parmi ces troubles acquis, nous avons le syndrome de Landau-Kleffner [49] cité plus haut, que certains auteurs classent dans les comorbidités.

5. Retard intellectuel global

Il est mis en évidence par le bilan psychométrique. Il peut donner lieu à des explorations neurologiques et génétiques.

Un bilan psychométrique différenciant l'intelligence verbale et non verbale permet d'apprécier les compétences non verbales de l'enfant. Ce bilan complété par des éléments anamnestiques et cliniques permet d'éliminer un retard mental. Si le diagnostic différentiel peut poser des problèmes parfois, on retient que le critère de trouble spécifique du langage oral est celui d'un QI global supérieur à 80, avec un décalage de 20 points au moins, en défaveur du QI verbal par rapport au QI performance.

6. Trouble envahissant du développement

Le diagnostic différentiel entre trouble envahissant du développement et TSDL pose d'importants problèmes dans la pratique pédopsychiatrique, du fait de sa relative fréquence, de la difficulté de ces diagnostics, et de l'âge relativement tardif auquel on peut aboutir à un diagnostic de certitude. De nombreux enfants dysphasiques présentent des troubles du comportement, des difficultés pour entrer en relation avec les autres enfants ou encore des difficultés de structuration de leur personnalité. La question est de savoir si ces troubles sont à l'origine du trouble langagier ou si l'enfant se trouve dans l'incapacité de construire des relations adaptées avec son entourage du fait des difficultés langagières. Il est fréquent que les enfants TSDL entrent plus facilement en relation avec les adultes qu'avec leurs pairs, car les adultes font des efforts importants pour suppléer les désordres langagiers et comprendre l'enfant. La préservation a minima des capacités de communication verbales et non verbales oriente plutôt vers un trouble spécifique du langage. Toutefois, il n'est pas toujours évident de trancher cette question diagnostique, surtout chez le jeune enfant, tant les troubles langagiers et relationnels peuvent être intriqués.

Par définition, toutes les formes cliniques des troubles du langage oral peuvent être observées dans l'autisme. Mais l'autisme se caractérise moins par les troubles du langage que par les troubles de la communication (déficit de la pragmatique, écholalies, stéréotypies verbales, troubles de la prosodie...). Il est important que le trouble de langage ne masque pas les difficultés psychoaffectives et relationnelles pouvant constituer une forme légère d'autisme ou un trouble envahissant du développement non spécifié. Souvent, seule l'évolution de l'enfant peut permettre de poser un diagnostic avec certitude, du fait des outils dont nous disposons actuellement. Dès lors, des évaluations répétées, à un intervalle situé entre une et deux années, s'avèrent nécessaires.

Cependant, le clinicien, a fortiori le pédopsychiatre, doit tenter d'éliminer un trouble envahissant du développement qui s'exprime très tôt par une inaptitude à la communication sociale. Si l'enfant autiste présente soit un retard, soit une absence de langage, des caractéristiques comportementales sont discriminantes à cette pathologie. Le clinicien doit rechercher : une perturbation de la communication et du langage (mutisme ou cris, écholalies...), des altérations qualitatives des interactions sociales (désintérêt, indifférence aux sollicitations d'autrui, évitement du regard, absence de pointing, absence d'expression faciale, d'échange de mimiques...), des comportements stéréotypés (jeux répétitifs et sensoriels, absence de jeu symbolique...), des réactions aux stimuli sensoriels absentes ou exagérées...

La question d'un continuum entre autisme et trouble spécifique du langage est posée par plusieurs auteurs [27]. Cette idée a été longtemps repoussée, au motif que les troubles autistiques étaient plus sévères, plus envahissants. Néanmoins, ces dernières années, l'existence de familles présentant les deux types de troubles, à des degrés divers, a été mise en évidence. Il a également été décrit dans la littérature des cas présentant un aspect clinique « intermédiaire ». On a retrouvé des troubles de la pragmatique chez des enfants TSDL non autistes, et, à l'inverse, des troubles du langage similaires à ceux des TSDL chez des autistes de haut niveau. Ces problèmes diagnostiques concernent également les enfants présentant des troubles envahissants du développement non spécifiés, dont les « traits autistiques » ne sont pas toujours très prononcés. En outre, les symptômes évoluent lorsque l'enfant grandit. Certains concluent que, même si les troubles autistiques et les troubles sévères du langage sont habituellement considérés comme deux entités distinctes, il y aurait des zones de recouvrement à la fois au niveau étiologique et également au niveau phénotypique [27]. Dans ce cas là, l'autisme est considéré comme une forme de trouble sévère du langage avec de nombreux autres troubles surajoutés, et il serait nécessaire d'examiner quels sont les corrélats génétiques des troubles spécifiques décrits dans la triade autistique. Il convient d'être prudent avant d'affirmer l'existence d'une relation linéaire entre génotype et phénotype : il semble probable que des facteurs de risque génétique aient le potentiel de compromettre le développement du cerveau, mais leur impact précis dépendrait du patrimoine génétique, de l'environnement, et de facteurs mal cernés qui conduiraient tantôt aux TSDL, tantôt à l'autisme, et tantôt à un tableau intermédiaire.

Cliniquement, dans le déficit sémantique et pragmatique, les enfants parlent de manière volubile mais leur discours correspond plus à une écholalie décalée dans le temps avec des éléments qui semblent « appris par cœur » et qui sont évoqués dans des contextes plus ou moins appropriés. Même si ces enfants ont un vocabulaire étendu voire même sophistiqué, leur compréhension n'en reste pas moins altérée, comme on peut d'ailleurs le voir dans leurs réponses « à côté » lorsqu'on leur pose une question ouverte. Ainsi, cette catégorie soulève certaines questions. En effet, les troubles de la pragmatique rapprochent ce trouble du langage du trouble de la communication. Cette catégorie s'inscrit au sein des troubles du langage dits

« spécifiques », correspondant à des enfants disposant a priori d'une bonne communication non verbale. Pourtant la ressemblance entre le discours d'un enfant souffrant du syndrome sémantique pragmatique et le discours d'un enfant psychotique est frappante. Pour L. Danon-Boileau [51], cette catégorie demeure problématique et soulève l'existence d'un lien non théorisé entre trouble de la communication et trouble du langage. Selon cet auteur, les termes de « trouble de la communication ou de la pragmatique », parfois rencontrés font l'effet d'une « pudeur », c'est comme si « certains cherchaient à éviter toute terminologie psychiatrique et psychanalytique et que tout trouble de l'échange humain quelque soit sa forme, ne pouvait être redevable que d'une perspective instrumentale ».

## 7. Carences affectives

Les altérations du langage en cas de carence totale ou partielle, intrafamiliale ou non, ou d'hospitalisme ont été bien décrites. Dans ces cas, l'insuffisance des stimulations sensorielles, affectives ou sociales retarde le développement dans toutes ses dimensions (cognitive, affective, relationnelle), et pas seulement dans la sphère linguistique [25]. Néanmoins, dans certains cas, on est amené à se demander si l'enfant n'aurait pas souffert précocement d'un trouble spécifique du langage, sans qu'il soit possible dans la pratique de pouvoir répondre avec certitude à cette question.

Le pédopsychiatre évaluera donc la qualité de l'environnement socio-affectif et culturel, à la recherche d'une carence affective ou d'un trouble de la relation précoce. Il s'attardera également à évaluer le retentissement psychoaffectif du trouble du langage.

## 8. Notion de dysphasie « relative »

Si la majorité des auteurs adoptent une approche restrictive et n'incluent dans les TSDL que les troubles structurels du langage, d'autres au contraire y incluent tous les troubles de la communication, dont les troubles envahissants du développement et l'autisme [27]. De même, si certains auteurs excluent d'emblée la déficience intellectuelle, d'autres souhaiteraient pouvoir évoquer la présence d'un trouble spécifique du langage au sein même d'une déficience mentale et ont ainsi introduit la notion de « dysphasie relative » pour qualifier des enfants dont le niveau de langage est nettement inférieur au niveau de développement [52].

H. Approches théoriques du langage

Le développement du langage [53] chez le jeune enfant est un fait d'observation et souvent d'émerveillement. Les psychologues et les linguistes, quelles que soient leurs orientations, en constatent tous la rapidité et la régularité. Il reste toutefois à l'expliquer, d'où la traditionnelle et redoutable question de l'aspect inné ou acquis du langage.

Historiquement, cette question a reçu, dans les années 50, deux réponses contradictoires, l'une apportée implicitement par B. F. Skinner (psychologue behavioriste, fondateur de la théorie du Verbal behavior) privilégiant le rôle du contexte situationnel et donc de l'acquis, l'autre, résolument innéiste, défendue par le linguiste N. Chomsky. Le débat a en fait été lancé par Chomsky, dans un compte-rendu critique de la position de Skinner, dénonçant toute tentative d'explication du langage par les théories de l'apprentissage. Un troisième courant, le constructivisme, dont l'un des représentants est Piaget a tenté de dépasser ce débat entre l'empirisme des behavioristes et le maturationisme de Chomsky.

Le courant empiriste défend l'idée générale selon laquelle le nourrisson naît sans la moindre compétence. Cette position est difficile à défendre aujourd'hui, eu égard aux investigations qui démontrent les compétences précoces dont le bébé est doté avant et à la naissance. Ce courant tend à réduire les apprentissages, qu'ils soient langagiers ou de toute autre nature à l'association d'un stimulus à une réponse spécifique. L'individu établit ce type de relations au fur et à mesure de ses contacts avec l'environnement. Le modèle de Skinner repose sur l'idée selon laquelle un comportement exécuté au hasard par l'enfant va être conservé dans son répertoire s'il reçoit des renforcements positifs de la part de son entourage. Progressivement l'adulte va exiger des productions plus proches des mots de la langue en ne répondant pas à l'enfant, ce qui va constituer un renforcement négatif. Les comportements renforcés négativement vont alors disparaître petit à petit du répertoire des mots produits au profit des seuls mots renforcés positivement. Dans la théorie de Skinner, l'apprentissage de la langue est donc essentiellement considéré comme une simple succession de réponses et de renforcements à des stimuli.

Selon Chomsky [54], la compétence linguistique relève d'une machinerie innée, un « précâblage », c'est-à-dire un équipement génétique programmé existant dans le cerveau de l'enfant et ayant besoin d'une « mise en route », qui va se développer sous l'effet de la

41

maturation et de l'exposition à la langue. Il s'agit d'un système de règles syntaxiques, universelles et propres à l'espèce, qui sous-tendent, au cours de la vie, les performances linguistiques particulières : production d'énoncés, compréhension, jugements de grammaticalité, etc. Le contexte situationnel, et plus généralement l'environnement, n'a donc ici qu'un rôle limité de catalyseur ou déclencheur d'une machinerie préprogrammée. Cette machinerie comporte en outre un dispositif d'acquisition du langage (en anglais, Language Acquisition Device, LAD). Le LAD correspond à un ensemble de normes de langage générales qui permettent à l'enfant, sous l'effet de l'exposition à sa langue maternelle, d'en établir les règles spécifiques. La théorie linguistique chomskienne postule, en effet, que les langues reposent sur des principes communs appelés « universaux linguistiques » qui permettent la description de toute langue. A partir de cette grammaire universelle, l'enfant construit, suite à l'exposition répétée aux énoncés de sa langue maternelle, une grammaire générative comprenant les règles de sa langue. Grâce à ces règles, il pourra comprendre et produire correctement tous les énoncés. Selon Chomsky, les théories de l'apprentissage sont inaptes à expliquer l'acquisition du langage car elles négligent, outre le problème de l'universalité, l'aspect créatif par lequel l'enfant forme et comprend des phrases jamais entendues auparavant. Seule une compétence innée peut en rendre compte.

L'approche de Chomsky a été très fortement critiquée. Notamment, si l'acquisition du langage est une simple actualisation de potentialités préprogrammées dans un environnement linguistiques favorable, les enfants pourraient apprendre à parler dès lors qu'un contact avec un environnement linguistique est possible. Or, les acquisitions se font à des moments privilégiés et elles diffèrent d'un enfant à un autre. De même, chaque langue possède des particularités telles que l'acquisition ne peut être décrite de façon uniforme d'une langue à une autre, ce qui remet en question la grammaire universelle.

Ce débat historique inné/acquis est aujourd'hui dépassé. Nul ne conteste que l'homme puisse naître avec certaines dispositions à comprendre et à parler une langue naturelle, pas plus que n'est contestée la nécessité d'accorder un rôle essentiel à l'environnement linguistique et extralinguistique dans l'explication de l'acquisition du langage. De plus, la position fonctionnelle défendue par Skinner est compatible avec la linguistique contemporaine elle-même, qui met l'accent sur les conditions de l'énonciation et sur le cadre communicationnel dans lequel le langage s'inscrit.

Pour Piaget, cité par V. Laval [55], le langage ne constitue pas la source de la logique mais est structuré par la pensée. Le langage étant le reflet de l'intelligence, c'est à travers de l'analyse du discours des enfants que Piaget évalue le niveau qualitatif de l'intelligence. Le développement du langage suit le développement de la pensée : le langage égocentrique, reflet de la pensée égocentrique, caractérise le jeune enfant. Progressivement, grâce à la décentration, le langage égocentrique va disparaître et laisser place au langage social.

Une autre approche sociocognitiviste, mettant l'accent sur l'entourage est développée par Vygotski puis Brunner.

La position de Vygotski [56] (psychologue russe du début du XXème siècle) concernant le langage et la pensée est complètement différente. Il développe une approche historico-culturelle. Pour lui, le développement des fonctions psychiques supérieures résulte de l'évolution historique et culturelle de la société. Chaque société construit progressivement, ses propres instruments psychologiques, ses propres pratiques et donc sa propre culture. Chaque individu, membre de la société, développe ses fonctions psychiques supérieures en intégrant progressivement la culture, véhiculée et mise à disposition dans ces élaborations collectives. Cette approche renonce à considérer le développement de l'enfant comme un processus interne et autonome, au travers d'une relation binaire sujet-environnement, en insistant soit sur le sujet pour les théories piagétiennes, soit sur l'environnement pour les théories behavioristes. Au contraire, selon Vygotski, cette relation sujet-environnement est fondamentalement médiatisée par le groupe social de l'enfant. La caractéristique essentielle de ces interactions est l'asymétrie, l'enfant interagissant avec un partenaire plus compétant que lui-même, en l'occurrence l'adulte, parent ou éducateur qui constitue le concept de zone proximale de développement. La transmission culturelle est donc médiatisée par l'adulte à travers les interactions sociales qui sont elles-mêmes médiatisées par les instruments psychologiques.

Vygotski définit les instruments psychologiques comme des « élaborations artificielles ; ils sont sociaux par nature et non pas organiques ou individuels ; ils sont destinés au contrôle des processus du comportement propre ou de celui des autres, tout comme la technique est destinée au contrôle des processus de la nature ». Vygotski cite de nombreux instruments psychologiques comme les différentes formes de comptage et de calcul, les moyens mémotechniques, les symboles algébriques, les œuvres d'art, l'écriture etc... Le langage est clairement défini comme un instrument psychologique privilégié et la description de son évolution rend compte explicitement du processus général de développement qui se traduit par le passage d'un fonctionnement inter-psychologique à un fonctionnement intra-psychologique. Le processus d'intériorisation apparaît comme le vecteur du développement du langage : le langage évolue progressivement d'un langage social vers un langage égocentrique pour se transformer en langage intérieur. Cette conception s'oppose donc à celle de Piaget qui envisage l'évolution contraire.

Chez Vygotski, le langage a une fonction initiale de communication. Chez l'enfant comme chez l'adulte, le langage est avant tout un moyen d'échange, d'action sur l'entourage et de liaison sociale. Le langage apparaît d'emblée social. C'est sur cette base sociale, qu'apparaît le langage égocentrique, forme particulière et autonome du langage. Il constitue une étape dans le développement de l'enfant. Le langage égocentrique est exprimé vocalement par l'enfant. Même s'il ne s'adresse pas à autrui, il s'agit d'une activité vocalisée. Pour étudier cette forme de langage, Vygotski conduit des expérimentations au cours desquelles, il propose aux enfants des activités dans lesquelles sont introduites des difficultés perturbant leur déroulement. Vygotski observe une augmentation considérable de la production du langage lorsque l'enfant est confronté à des difficultés. Selon lui, la fonction du langage égocentrique n'est pas simplement l'accompagnement de l'activité en cours de l'enfant ou un simple commentaire mais il s'agit d'une véritable forme de raisonnement. Ce langage témoigne d'une prise de conscience de la difficulté. Il permet à l'enfant de s'orienter mentalement, de réfléchir et de trouver une solution à la difficulté rencontrée. Il est donc produit par l'enfant lui-même et est fondamentalement liée à sa pensée. Par la suite, au cours du développement, le langage égocentrique va se détacher progressivement de son aspect sonore pour devenir un langage intériorisé, un langage intérieur. L'enfant est désormais capable de penser sans prononcer de mots. Le langage intérieur devient une pensée intérieure.

Cependant, Vygotski précise qu' « il faut considérer le langage intérieur non pas comme un langage moins le son mais comme une fonction verbale tout à fait spéciale et originale par sa structure et son mode fonctionnement, qui, justement parce qu'elle est organisée tout autrement que le langage extériorisé, forme avec ce dernier une unité dynamique indissoluble lors des passages d'un plan à l'autre ». Les deux formes de langage coexistent par la suite. Dans cette évolution, l'enfant intègre la dimension sociale de ses comportements à ses fonctions psychiques individuelles.

44

Les travaux de Bruner [57] (psychologue américain contemporain), s'inscrivent dans la continuité de la perspective de Vygotski. Il ne s'intéresse pas directement au langage pour lui-même mais davantage aux processus qui sous-tendent son acquisition dans les premières interactions communicatives de l'enfant. Selon Bruner, l'enfant communique avant de savoir parler. De ce point de vue là, on ne considère pas le langage du côté du code linguistique mais avant tout comme un moyen de communication qui permet d'agir sur autrui, de partager l'attention ou des réalités. Cette prise de position théorique conduit Bruner à définir le langage à travers son usage, c'est-à-dire à travers les utilisations du langage dans différentes situations de communication : c'est un point de vue fonctionnaliste. L'enfant apprend d'abord à contextualiser le langage.

Pour Bruner, il existe une intention communicative précoce chez le jeune enfant. Très tôt, l'enfant serait capable de transmettre ses intentions communicatives. Il apprend donc, les conventions qui régissent l'usage du langage avant de maîtriser lui-même le langage. Il existe, selon Bruner, une continuité fonctionnelle entre la période pré-linguistique et la période linguistique. C'est dans le cadre des interactions sociales, en particulier avec l'adulte, que l'enfant apprend l'usage du langage. Bruner appelle ces interactions sociales les routines interactives. L'adulte fournit à l'enfant le système de support à l'acquisition du langage, le LASS (Language Acquisition System Support) qui est mis en place par l'adulte dès les premières interactions avec l'enfant. Ce système fournit un cadre à l'interaction sociale et c'est lui qui va permettre à l'enfant d'apprendre les usages du langage avant même son acquisition. Le LASS possède une double nature, à la fois linguistique mais aussi sociale, car il va permettre à l'adulte d'introduire l'enfant à sa culture. Dès la naissance, le bébé apparaît comme un être social qui se tourne d'emblée et de façon première vers les autres êtres humains. Le bébé, actif dans son développement, oriente son activité dans la recherche de régularités dans les échanges. Cette régularité se concrétise dans ce que Bruner nomme format d'interaction. Il s'agit d' « un exemplaire simplifié de relations sociales… un microcosme régi par des règles et dans lequel l'adulte et l'enfant interagissent ». Un format est la structure de base d'un échange donné. Il peut s'agir de certaines situations quotidiennes et routinières de soins (comme par exemple le repas, la toilette, le coucher) mais aussi de jeux interactifs (comme le jeu du « coucou » ou de « donner-prendre »). Les formats d'interaction correspondent à des épisodes interactifs standardisés, autrement dit, ils présentent des régularités dans leur déroulement. Par leur répétition, ils sont des routines interactives. Ils constituent le principal véhicule du LASS et s'appliquent à la période prélinguistique. Ce sont des échanges contingents (chaque acte de l'un des interlocuteurs dépend systématiquement d'un acte préalable de l'autre. Dans cette structure de base, l'adulte introduit des variations. Ainsi, l'enfant apprend qu'il existe une structure de base invariable mais aussi une marge de variation possible autour de cette structure. Au cours du développement, le format a pour fonction principale de socialiser les intentions communicatives de l'enfant. Il permet à l'enfant de construire progressivement son lexique, en particulier grâce aux étiquetages et dénominations fréquentes à cette période du développement mais aussi d'apprendre les règles qui sous-tendent l'usage du langage. L'enfant apprend surtout au travers ces formats, la manière de gérer les interactions, c'est-à-dire les moyens conventionnels qui fixent le déroulement du jeu. Le format d'interaction apparaît donc comme primordial dans le passage de la communication au langage et apparaît également fondamental dans l'acquisition plus générale de la culture.

La deuxième interaction décrite par Bruner au cours du développement est la relation de tutelle, caractéristique de la période linguistique. Ce concept est proche de la notion de médiatisation de la transmission culturelle à travers les interactions sociales, asymétriques de Vygotski. La relation de tutelle, sous-tendue par le processus d'étayage, implique une relation asymétrique entre un enfant et un adulte ou entre enfant et un autre enfant plus expert que le premier dans un domaine particulier. Dans le cadre de la relation de tutelle, le rôle de l'adulte expert, est d'amener l'enfant à progresser. Cela n'est possible que si la tâche proposée à l'enfant présente un niveau de difficulté légèrement supérieur aux compétences immédiates de l'enfant.

Les notions de format d'interaction et de relation de tutelle mettent en évidence le rôle prépondérant des interactions sociales dans le développement de l'enfant. La filiation entre Vygotski et Bruner apparaît aussi bien du point de vue des premières acquisitions de l'enfant qu'au niveau de l'acquisition d'un savoir-faire ou d'un savoir dans un domaine particulier.

Bruner et Vygotski se démarquent de leurs collègues par l'importance qu'ils accordent à l'environnement culturel et social, aux interactions sociales et au langage comme de communication dans le développement de l'enfant. Il est important de noter que l'intérêt croissant pour ces facteurs sociaux ne signe toutefois pas la fin des conceptions plus biologiques et maturationnelles du développement. Simplement, ces approches tentent de combiner harmonieusement les apports de l'environnement et de la maturation biologique.

Les théories de ces auteurs ont eu et ont toujours des répercussions éducatives et pédagogiques importantes.

Dans les théories cognitivistes [58], l'homme est considéré comme un système de traitement de l'information. Ces théories, directement influencées par le constructivisme de Piaget, postulent que les déterminants cognitifs jouent un rôle prépondérant dans l'élaboration des capacités linguistiques. Les recherches interlangues conduites par Slobin (1985) supposent que l'acquisition du langage ne repose pas sur l'acquisition de structures linguistiques particulières mais sur des processus cognitifs généraux. A partir de cette conception très générale, il existe deux courants théoriques différents selon l'organisation cognitive qu'ils postulent.

Le premier courant se réfère aux théories fonctionnelles et modulaires qui décrivent le fonctionnement cognitif sous forme de boîtes reliées les unes aux autres. Le langage est, dans le système cognitif, un module autonome indépendant des autres modules cognitifs. De plus, à l'intérieur même de ce module, les traitements seraient eux aussi insérés dans des modules relativement indépendants. Cette hypothèse de mécanismes indépendants est renforcée par les études neuropsychologiques qui montrent que, chez des personnes cérébrolésées, la nature des troubles du langage dépend spécifiquement de la localisation cérébrale des lésions (comme en témoignent par exemple les aphasies de Wernicke ou Broca). On peut donc résumer ce courant ainsi : le système cognitif est divisé en unités fonctionnelles qui ont la responsabilité d'une aptitude donnée et qui opèrent de façon autonome.

Le second champ théorique, un peu plus récent, correspond aux modélisations connexionnistes selon lesquelles les connaissances sont organisées dans un vaste réseau et entretiennent entre elles des relations, via des arcs de connexions qui sont plus ou moins nombreuses et plus ou moins fortes comme les réseaux de neurones interconnectés. Les recherches visant à valider ce type de modèles utilisent l'outil informatique ; l'objectif étant de modéliser sur ordinateur le fonctionnement cognitif afin de mieux comprendre le fonctionnement humain. L'exemple le plus classique de modélisation connexionniste pour le langage est celui de Seidenberg et McClelland (1989). Ces auteurs ont élaborés un modèle connexionniste de l'apprentissage de la reconnaissance des mots et de leur prononciation qui, après implantation sur ordinateur, permet de stimuler l'apprentissage.

I. Devenir des enfants dysphasiques

Depuis 1965, de nombreuses études se sont intéressées au devenir social des dysphasiques. Elles mettent toutes en évidence l'existence de difficultés linguistiques durables, l'importance des difficultés psychologiques et d'intégration sociale. On dispose cependant de peu d'informations sur la scolarité car beaucoup d'études ont été menées au sein de structures spécialisées.

La plupart des études longitudinales sur le devenir des dysphasiques ont été réalisées en Grande-Bretagne et au Canada. Plusieurs d'entre elles ont mis en évidence la persistance de difficultés à l'âge adulte : sur une cohorte de 20 sujets depuis l'âge de 7 ans et demi jusqu'à 24 ans, d'importantes difficultés d'adaptation sociale subsistent à l'âge adulte, aucun d'eux n'ayant pu accéder à des études supérieures [59]. De manière paradoxale, les troubles émotionnels et comportementaux sont d'autant plus importants que les sujets sont âgés et que les troubles du langage se sont estompés.

De nombreux TSDL présentent à l'adolescence des difficultés importantes tant à l'oral qu'à l'écrit [60]. On note une prévalence plus importante de problèmes psychiatriques (troubles anxieux et phobies sociales) dans un groupe de dysphasiques comparé à un groupe contrôle [61].
Sur une cohorte de 117 patients, on a étudié les particularités linguistiques d'enfants présentant un trouble du langage à différents âges. Selon eux, des critères tels qu'une bonne expression syntaxique et de bonnes compétences narratives pour restituer un texte entendu, présents à l'âge de 7 ans, seraient prédictifs d'une évolution favorable à l'âge de 11 ans [62].
Le risque évolutif majeur, en l'absence de dépistage et de traitement, outre la persistance des difficultés d'oralisation, est l'évolution vers une dyslexie sévère et un illettrisme. Il existe une spirale dysphasie-troubles sévères du langage écrit-illettrisme. Une étude sur une cohorte d'enfants diagnostiqués à 5 ans et demi et suivis jusqu'à 8 ans montre que la majorité des dysphasiques sont à 8 ans de mauvais lecteurs, contrairement à 25 % des enfants porteurs de retards de langage simples et 7 % des anciens prématurés [63].

Une étude longitudinale (87 sujets) sur le devenir à l'âge de 15 ans d'enfants ayant présenté des troubles sévères de la parole et du langage dans les classes maternelles montre que, chez les enfants pour lesquels le problème de langage était considéré comme non réglé à l'âge de 5 ans 5 mois, les enfants présentant des troubles expressifs présentaient également des troubles attentionnels [64]. Les enfants présentant à la fois des troubles de l'expression et de la compréhension présentaient des troubles d'insertion sociale et des troubles psychiatriques (de type phobie sociale). C'est chez les patients présentant le QI verbal le plus faible que le pronostic est le plus péjoratif.

Une étude longitudinale (effectuée à l'hôpital Robert Debré à Paris, sur une cohorte de 240 patients (183 garçons, 57 filles), âgés de 3 ans 5 mois à 31 ans, permet de se représenter le cursus standard de l'élève dysphasique en France : l'âge moyen du diagnostic se situe à 6 ans 7 mois (entre 3 ans 5 mois et 14 ans), la tendance étant de plus en plus au rajeunissement. L'équipe conseille le plus possible d'éviter un maintien en maternelle, et de ne pas différer le passage au cours préparatoire (CP), l'apprentissage de l'écrit étant un atout supplémentaire pour l'amélioration du langage oral et sa structuration. La rééducation orthophonique la plus précoce possible est conseillée, à une fréquence élevée (deux à trois fois par semaine). En grande section de maternelle, on insiste sur le développement du stock visuel, ainsi que sur les compétences métaphonologiques. Les classes les plus redoublées sont le cours préparatoire et le cours élémentaire 1re année (CE1). Le plus souvent possible, on met sur pied un projet d'accueil individualisé ou contrat d'intégration, signé entre les différents partenaires : enfant, famille, corps enseignant, intervenants hospitaliers, libéraux, etc. [65]. Ces auteurs décrivent un « parcours-type » de l'élève dysphasique : le passage en cours préparatoire s'effectue à l'âge normal, souvent un redoublement du cours élémentaire 2e année (CE2) s'impose du fait de difficultés d'acquisition des mécanismes de l'écrit. La lecture fonctionnelle s'acquiert au cours des deux dernières années d'école primaire, mais la transcription reste toujours déficitaire. Souvent, on retrouve également des difficultés en mathématiques. Le passage en sixième, difficile, se fait « au bénéfice de l'âge » et s'avère souvent impossible sans soutien adapté. L'apprentissage de la seconde langue en quatrième est le plus souvent impossible. L'adolescent quitte le collège à 16 ans, en fin de troisième, après le brevet des collèges (obtenu grâce à un tiers temps supplémentaire). Il peut réussir en deux ou trois ans un BEP ou un CAP. L'entrée dans la vie active est difficile, marquée par des problèmes lors de la prise de parole. L'intégration sociale est souvent médiocre et la mise en place de thérapies visant à aider à l'affirmation de soi peut se justifier. Le jeune adulte se montre souvent réticent face au dialogue, répond à l'économie avec des difficultés persistantes dans l'élaboration d'un récit et une informativité réduite.

Les cursus scolaires peuvent être cependant très variés, mais force est de constater que les résultats obtenus par ces enfants ne sont pas à la hauteur de leurs capacités intellectuelles et que la vie scolaire demeure un véritable fardeau pour eux et leur environnement familial. Le débat reste ouvert entre les partisans de l'intégration et les militants pour le développement de structures adaptées.

## J.  Repérage et prises en charge habituellement proposées

### 1.  Repérage

De nombreux auteurs dont C. Billard [24] et col. insistent sur l'importance d'un dépistage précoce pour éviter l'illettrisme, l'échec scolaire et les troubles psychoaffectifs qui en découlent. Un réel effort de développement d'instruments de dépistage et de batteries d'évaluation diagnostique précise existe depuis quelques années. Ils mettent en avant l'importance d'une prise en charge précoce et adaptée.

Il est prévu que le repérage puisse être fait en milieu scolaire, en particulier lors de la visite médicale obligatoire dite « des 3-4 ans ». Il existe de nombreux outils de dépistage que nous ne détaillerons pas ici. Une démarche de repérage précoce consiste à identifier les enfants « à haut risque » qui pourraient bénéficier d'une prise en charge précoce. Cette identification est actuellement plus aisée et la rééducation spécifique peut intervenir tôt (avant 3 ans). Dans cette optique, l'accompagnement familial est primordial. Des programmes parentaux de stimulation de la parole, du langage et de la communication se développent. On y retrouve l'essentiel de grands principes d'ajustement : développer les aptitudes d'observation, réduire les tendances dirigistes, apprendre à mieux adapter notre communication et notre langage, apprendre à créer des situations de communication active, éliminer ou réduire les comportements clairement négatifs, apprendre des techniques spécifiques [66].

L'orthophoniste a un rôle central dans l'accompagnement des parents pour écouter, informer sur la dysphasie, orienter vers des associations, apprendre à « regarder autrement » l'enfant en développant leurs capacités d'observation des manifestations de sa communication. Il intervient également en transmettant des outils concrets à utiliser au quotidien, en formulant des objectifs, en accompagnant les parents tout au long d'un parcours scolaire souvent parsemé d'embûches, en maintenant la motivation et en prévenant le découragement. Suite aux différentes mesures officielles des actions et des partenariats se développent de plus en plus, dans les classes maternelles [67] et même au niveau du collège [68].

## 2. Rééducation du langage dans les troubles spécifiques du développement du langage

### a. Principes généraux

Pour Bishop et col. [44], il est important de ne pas rééduquer seulement la phonologie, mais également les autres aptitudes verbales (syntaxe, sémantique). Dans la prise en charge d'un enfant dysphasique, il s'agit d'une part de développer la fonctionnalité du langage, d'autre part d'en développer le contenu et la diversité. Contrairement aux différentes attitudes pédagogiques, ce qui fait la spécificité du travail linguistique avec un enfant dysphasique tient à ce que tout doit partir de lui ; il doit mener le jeu pour que les conduites linguistiques puissent prendre leur place dans le registre de l'échange. Le travail du thérapeute consiste à étayer, à développer, à complexifier ou parfois à contrarier légèrement le propos de l'enfant afin de l'amener à l'exprimer de façon plus nette et plus précise.

La réalisation d'un bilan détaillé préalable et l'étude des moyens de compensation mis en place par l'enfant permettent de connaître les points forts sur lesquels s'appuyer, les éléments à contourner, les compétences à renforcer. Il n'existe pas une technique unique adaptée à l'ensemble des enfants dysphasiques. De manière systématique, les moyens non verbaux de communication sont proposés : gestes du français signé, pictogrammes, langage écrit, utilisation de l'ordinateur. Il faut introduire des systèmes augmentatifs de communication (canal visuel, support kinesthésique, mélodie, etc.).

La prise en charge doit être précoce et intensive (trois séances hebdomadaires au minimum). La rééducation est de longue durée ; il est donc utile de ménager des pauses thérapeutiques. Il peut être nécessaire de poursuivre la prise en charge à l'adolescence afin d'accompagner le jeune dans son parcours académique et dans son insertion sociale. Une des difficultés, et non la moindre, est de convaincre le patient de ne pas lâcher prise.

b. Phonologie

Il est nécessaire de développer des stratégies de compensation au niveau du décodage. Des afférences visuelles et kinesthésiques peuvent se rajouter aux afférences auditives, car on doit aider l'enfant à prendre conscience des propriétés phonologiques de la parole. La rééducation peut porter sur un travail de rime et de format du mot pour faire prendre conscience à l'enfant que la structure du mot est indépendante de sa représentation dans le réel. L'enfant doit au préalable parvenir à extraire de la chaîne sonore, différents sons pour parvenir à les discriminer et à les comparer. Lorsque le mot a été isolé, il est ensuite découpé en syllabes puis en sons. Tout cela peut être symbolisé avec des réglettes, des cubes, des jetons, etc. avec des aides visuelles (lecture labiale, méthode gestuelle de Borel-Maisonny, etc.), des signaux kinesthésiques (recours aux indices articulatoires). Parallèlement, il est utile de travailler différentes tâches de conscience phonologique : détection d'intrus, comptage, fusion, soustraction de syllabes ou de phonèmes...
Cet axe de rééducation autour de la phonologie sous-tend l'apprentissage ultérieur de la langue écrite.

c. Lexique

Le lexique de l'enfant dysphasique est souvent déficitaire sur le plan quantitatif et qualitatif : son accès est fréquemment perturbé par un manque de disponibilité. Il convient de travailler selon différents versants : la dénomination (de l'image au mot), la désignation (du mot à l'image), la précision (de la définition au mot, du mot à la définition). Ce travail s'effectue par des exercices de classement, de recherche d'intrus, de description, de définitions, de jugements de phrases avec des supports variés et dans des contextes diversifiés.

d. Syntaxe

Si la compréhension est souvent de meilleure qualité que l'expression, on constate néanmoins fréquemment des difficultés de compréhension fine des marqueurs syntaxiques. Ces difficultés sont à traiter avant de démarrer le travail sur l'expression. Au niveau de l'expression, des erreurs sur les flexions verbales, les prépositions, le genre, les pronoms personnels sont souvent retrouvées. L'enfant masque ses difficultés par l'utilisation de phrases rudimentaires. Il convient alors de développer la longueur des énoncés puis de reprendre plus

52

tard les erreurs en développant les compétences syntaxiques à partir de structures simples (sujet/verbe) que l'on enrichit selon les axes paradigmatiques et syntagmatiques. Il est utile de s'appuyer sur la gestualité et le mime et d'utiliser des codes pictographiques qui préparent au langage écrit.

e. Outils pour la rééducation des troubles spécifiques du développement du langage

Les outils employés, repérés par Soares-Boucaud et col. [3], diffèrent suivant l'âge et les troubles de l'enfant : certaines techniques sont empruntées aux rééducateurs d'enfants sourds et malentendants pour soutenir les troubles d'expression et de compréhension comme la LSF (langue des signes française). Des méthodes très classiques et non spécifiques utilisées pour des pathologies comme le retard simple de langage ou les dyslexies-dysorthographies (que nous ne détaillons pas ici), sont également utilisées.

Enfin, d'autres méthodes ont été spécifiquement développées pour l'enfant dysphasique comme la méthode Makaton, programme de communication associant signes et pictogrammes, qui permet à des enfants ayant des troubles graves de la communication verbale de s'exprimer et de comprendre le langage. Créé en 1972 en Angleterre, le programme Makaton a été introduit en France en 1995. L'association organise chaque année des formations ouvertes aux familles et aux professionnels.

L'outil informatique constitue une aide précieuse, l'objectif principal étant de faciliter à l'enfant l'accès au langage écrit. En effet, l'écrit représente lui-même l'outil maître de la rééducation du langage oral, du fait du contournement des difficultés engendrées par ce dernier. Les logiciels de traitement de texte occupent une place primordiale lors de l'apprentissage du langage écrit ; ils permettent l'élimination des difficultés graphiques et aident à fixer l'attention de l'enfant sur la conversion graphophonémique, la sériation des graphèmes dans le mot et ultérieurement le sens et la construction d'un texte. Dans son ensemble, l'informatique permet d'optimiser les capacités de fixation et de mémorisation souvent déficitaires, de mobiliser l'attention (environnement limité amenant l'enfant à se concentrer sur la tâche) et de motiver l'enfant par un support ludique.

Soulignons qu'à l'heure actuelle, aucune de ces méthodes n'a fait l'objet d'une évaluation scientifique de son efficacité.

3. Scolarisation de l'enfant dysphasique, contexte social et législatif actuel

a. Scolarisation

Voici quelques aménagements pédagogiques destinés à l'enfant dysphasique [69] :

Faire en sorte que l'information orale passe le mieux possible :

a. Parler de face, s'assurer que le sujet regarde lorsqu'on s'adresse à lui.

b. Ne pas hésiter à répéter, à reformuler.

c. Parler lentement, clairement, en articulant.

d. Utiliser un lexique et une syntaxe simples.

e. Permettre à l'enfant de répéter à sa manière, prendre le temps de s'assurer que l'on a été compris.

Mieux transmettre l'information visuelle :

a. Utiliser des pictogrammes si nécessaire chez les jeunes enfants.

b. Ne pas hésiter à utiliser des gestes imagés pour ponctuer le discours.

c. Mimer le message si c'est possible.

d. Utiliser des supports visuels, des images, des calendriers.

De manière générale :

a. L'enfant est souvent gêné dans le bruit : en tenir compte pour le placer dans la classe.

b. Prévoir des activités de courte durée, pour tenir compte de la fatigabilité.

c. Alterner activités verbales et activités nécessitant de la manipulation.

d. Utiliser le tutorat par un pair.

e. Dans la mesure du possible, faire assurer le soutien scolaire et les devoirs par un tiers autre que les parents.

En France, l'intégration scolaire en milieu « ordinaire » de l'enfant dysphasique est facilitée par la possibilité offerte par les textes officiels de mettre en place des conventions d'intégration, des aménagements pédagogiques et d'obtenir dans certains cas des auxiliaires de vie scolaire. Pour les formes les plus sévères, un enseignement spécialisé est nécessaire : en primaire, il existe des classes pour l'inclusion scolaire (CLIS) spécialisées pour troubles sévères du langage ; les unités pédagogiques d'intégration (UPI) ont été créées au collège et au lycée. Ces classes sont à faible effectif et accueillent les prises en charge spécialisées (orthophonie, psychomotricité, etc.).

Il n'existe pas de modèle unique d'enseignement adapté à tous les TSDL. Les parents peuvent certes scolariser leur enfant dans l'enseignement ordinaire, mais à un moment, l'enfant atteint ses limites non pas en termes de compétences intellectuelles, mais de cadre d'apprentissage : l'enseignement ordinaire, fondé sur l'oralisation des consignes le met dans une position très inconfortable. En France, l'enseignement spécialisé est rarement un choix guidé par la raison car il ne correspond pas à l'avenir rêvé pour l'enfant ; il s'impose souvent aux familles comme un pis-aller qui fait suite à un échec de l'adaptation en milieu ordinaire, malgré un travail collaboratif souvent important [70].

Certains pays comme le Royaume-Uni ou la Belgique [71] sont très avancés dans la prise en charge des TSDL, alors qu'en France, les solutions spécifiquement adaptées aux enfants dysphasiques n'existent que depuis quelques années.

Le dispositif proposé par l'Éducation nationale, qui peut paraître satisfaisant en théorie, se heurte dans la réalité à une grave pénurie de moyens en ce qui concerne le nombre de CLIS ou d'UPI spécialisées pour enfants dysphasiques. Dans la pratique, les enfants qui ne peuvent plus rester dans le système ordinaire sont encore trop fréquemment orientés vers des CLIS pour déficients intellectuels, ou, au niveau de la scolarité secondaire, vers des sections d'enseignement général et professionnel adapté (SEGPA) ou des établissements médicosociaux tels que des instituts médicoprofessionnels (ces derniers étant en principe destinés à accueillir des enfants déficients intellectuels). De même, en ce qui concerne les enfants dont le degré de handicap permet le maintien en classe ordinaire, on assiste à une pénurie d'auxiliaire de vie scolaire.

Professionnels de la santé, de l'Éducation nationale et associations de parents s'accordent pour dire qu'à l'heure actuelle les moyens mis en œuvre pour la scolarisation des enfants dysphasiques sont nettement insuffisants. Certaines classes spécialisées se sont rapprochées d'établissements de santé ou de services de soins spécialisés, pour créer un partenariat efficient entre scolarisation et soins [72].

b. Un exemple de scolarisation des enfants TSDL en Belgique [3]

1. Les classes spécialisées pour enfants porteurs de troubles sévères du langage [71]

Elles sont organisées depuis une vingtaine d'années au niveau primaire (il existe huit types d'enseignement spécial). Leur objectif est d'accompagner l'enfant vers le langage en adaptant les canaux de communication, tout en se rapprochant le plus possible, quant au contenu, de l'enseignement ordinaire. Idéalement, l'effectif doit être réduit à huit enfants, pour mieux comprendre le fonctionnement de chacun d'eux, élaborer des stratégies, préparer des leçons individualisées (le groupe étant rarement homogène). Ici, les notions sont abordées une à une, en utilisant des référents concrets pour l'enfant. Il est nécessaire de répéter les notions apprises car elles peuvent être oubliées par l'enfant ou non intégrées. L'enseignant construit avec l'enfant un cahier de mots visuels qu'il utilise tout au long de sa scolarité. Ce travail pédagogique se fait en étroite collaboration avec l'équipe médicale et paramédicale (orthophoniste, psychomotricien).

2. Les classes « multimodales »

Les enfants ayant accès à ces classes sont porteurs de dysphasie sévère touchant les versants expression et/ou compréhension ; ils n'ont pas développé de langage fonctionnel.
Ces classes utilisent des modes de communication autres que le langage oral, mais en association avec lui. Ces moyens sont principalement le français signé (utilisation de la langue des signes, mais avec les règles grammaticales du français), les objets concrets, les photos, les dessins de situations, les pictogrammes, la dactylologie (alphabet signé), les gestes issus de la méthode Borel-Maisonny (il s'agit de méthodes utilisant le canal visuel. Chaque geste symbolise un son).

3. Après un parcours dans l'enseignement spécial, certains enfants peuvent être intégrés dans l'enseignement ordinaire.

Il est nécessaire de s'assurer au préalable de la compréhension du langage oral et écrit et des capacités cognitives de l'enfant. Cette réintégration nécessite une collaboration intensive entre l'enfant, les parents, les professeurs, les rééducateurs. Les enseignants doivent accepter certains aménagements, travailler par contrat, utiliser des moyens visuels, partir d'exemples, permettre à l'enfant de répondre par écrit.

c.  Cadre social et législatif actuel pour la prise en charge des troubles spécifiques du langage oral et écrit

Suite à une demande du ministère de l'Éducation nationale, du ministère de la Santé, un plan d'action a été élaboré pour une meilleure prise en charge des enfants présentant des troubles sévères du langage oral et écrit [15]. Ce plan définit des axes prioritaires : mieux repérer les porteurs de troubles du langage oral et écrit, mieux prévenir les troubles du langage oral dès la maternelle, mettre sur pied une meilleure prise en charge, une meilleure formation des professionnels ; développer la recherche, l'évaluation, prévoir un suivi du plan d'action. Pour atteindre ces objectifs, il a été défini diverses actions à mettre en place. Certaines concernent la formation des enseignants et la scolarisation, d'autres les structures de santé. En particulier, ce rapport préconise la création de centres référents, qui se sont ouverts dans plusieurs centres hospitalo-universitaires sur le territoire français, et qui sont généralement des équipes qui prenaient en charge auparavant ces pathologies. Suite à ce rapport, l'Inspection générale des affaires sociales a dénoncé les manques et les insuffisances dans le dépistage et la prise en charge de ces patients [73].

La loi récente sur le handicap (février 2005), dont la philosophie est de mettre l'usager au centre du dispositif, et qui met en exergue la notion de « compensation du handicap » a eu un fort impact sur la scolarité et la prise en charge des patients porteurs de TSDL [74]. L'un des éléments essentiels en est la création d'un « enseignant référent », concerné par le suivi de l'élève handicapé tout au long de sa scolarité depuis la maternelle jusqu'au lycée. La formalisation d'un « programme personnalisé de scolarisation », l'attribution d'auxiliaires de vie scolaire est de nature à aider l'élève dysphasique. Néanmoins, on constate souvent qu'au collège l'adolescent refuse d'être stigmatisé, veut être traité comme les autres et ne plus avoir l'étiquette de « handicapé ». On rencontre couramment en pratique clinique des situations où des parents, qui voulaient faire valoir leurs droits, se sont retrouvés en conflit avec leur adolescent, qui, lui, est essentiellement dans une demande d'autonomie.

4. Aspects psychoaffectifs et psychothérapeutiques dans les dysphasies développementales

Les dysphasies s'inscrivent souvent dans un contexte de développement personnel, affectif et social perturbé. Ces perturbations peuvent être la conséquence des troubles, ou encore être des difficultés contextuelles surajoutées (problèmes familiaux) qui constituent un facteur aggravant du trouble du langage. L'entretien avec le pédopsychiatre permet de mieux percevoir l'histoire singulière de l'enfant dysphasique, sa place au sein de sa fratrie et de sa famille. Les troubles du comportement de l'enfant dont se plaint souvent l'entourage peuvent bénéficier d'un éclairage nouveau pour les parents. Il ne faut pas perdre de vue que la prise en compte de la souffrance familiale, bien souvent, potentialise l'efficacité des rééducations et remédiations qui sont mises en place.

Une étude québécoise portant sur une vingtaine de familles d'enfants dysphasiques, âgés de 3 à 18 ans, a mis en évidence les perturbations des habitudes de vie de la famille et de l'enfant. Au-delà du problème spécifique de langage et de communication, la dysphasie vient perturber les relations parent/enfant, les relations de couple, et rejaillit sur les liens avec l'entourage [75]. Le coût humain et social est souligné, ainsi que les décompensations de l'entourage sur un mode psychopathologique (maladies, dépressions, conjugopathies, pertes d'emploi), qui nécessitent la mise en place d'aides spécifiques. La culpabilité des parents, qui ont facilement tendance à s'autoaccuser du trouble, est aussi souvent prégnante.

Le plus souvent, les débuts de la scolarisation de l'enfant TSDL sont problématiques : une anxiété de séparation massive est fréquente lors de la scolarisation en maternelle pour ces enfants qui ne maîtrisent que peu ou pas le langage. L'intégration parmi les pairs est difficile, le contact avec l'adulte est souvent marqué par un retrait. Les plaintes du corps enseignant à propos des troubles du comportement, de la non-compliance ou de l'agressivité vis-à-vis des camarades sont très fréquentes. Elles aboutissent dans de nombreux cas à une scolarisation à temps très partiel dans les petites classes maternelles (parfois seulement trois demi-journées hebdomadaires). Cette déscolarisation ne fait que renforcer les difficultés d'intégration de l'enfant. Le maintien en petite ou en moyenne section de maternelle, souvent préconisé pour résoudre les difficultés, ne fait qu'aggraver la situation, car l'enfant a envie d'entrer de plain-pied dans les apprentissages. Le scolariser avec des enfants plus jeunes que lui ne fait parfois que renforcer son agressivité. Souvent, la vie scolaire est un fardeau important pour ces enfants et leurs familles, et arrive à déstabiliser tout le milieu familial. Les choses sont rendues d'autant plus difficiles que, dans de nombreux cas, l'organisation de chaque année scolaire est à renégocier auprès de l'école et du corps enseignant, l'ambiance familiale dépendant alors souvent de l'acceptation ou non de l'enfant par son enseignant, de la bonne volonté de ce dernier pour appliquer les mesures préconisées dans le cadre des aménagements de la scolarité, de la présence ou non d'un auxiliaire de vie scolaire, etc. Les parents évoquent fréquemment un « parcours du combattant » où, année après année, tout est à réorganiser.

En outre, cet enfant présente des anomalies des interactions sociales et de la « théorie de l'esprit » qui peuvent parfois être suffisamment sévères pour évoquer un trouble envahissant du développement. Il est souvent nécessaire d'aborder ces aspects et d'expliquer à ces enfants les normes sociales, pour les entraîner à assouplir leur pensée, et à prendre en compte l'existence et le point de vue d'autrui.

Certains insistent sur l'importance du travail thérapeutique individuel pour que l'enfant reprenne confiance en ses propres capacités à communiquer : en effet, le trouble du langage a des répercussions importantes sur la personnalité de l'enfant : sa pensée n'est pas opérante pour étayer sa pensée et les échanges avec autrui, d'où une perte importante de confiance en lui-même [76].

L'accompagnement des parents, ainsi qu'une aide pour leur faire accepter le handicap de l'enfant et faire le deuil d'une scolarité « ordinaire » et souvent d'études supérieures sont indispensables. Il est nécessaire de bien expliquer les troubles pour obtenir leur adhésion à des thérapeutiques contraignantes et de longue durée. La présence, dans une même famille, de plusieurs enfants dysphasiques, ou d'un enfant dysphasique et d'un autre enfant porteur d'une dyslexie-dysorthographie sévère ou d'un trouble envahissant du développement peut rendre l'organisation des prises en charge au quotidien très compliquée.

La nécessité d'un soin psychique est fréquente : chez l'enfant jeune, ce soin vise à canaliser les difficultés comportementales, et à l'aider à décoder les interactions sociales ; il peut prendre la forme d'un soin individuel ou groupal. Quand l'enfant est petit, le problème est complexe, la symptomatologie pouvant évoquer plus ou moins fortement un trouble envahissant du développement, la prise en charge proposée n'étant pas la même. Souvent, la prise en charge des troubles du langage et de la communication réduit considérablement les troubles du comportement, ce qui va aider au diagnostic différentiel avec les troubles envahissants du développement comme nous l'avons vu précédemment.

À l'école primaire ou au collège, il s'agit davantage d'une thérapie de soutien à visée antidépressive. Les techniques psychodramatiques aussi bien que les thérapies d'affirmation de soi peuvent être utiles, de même que la relaxation. La prise en charge de ces sujets est nécessairement complexe et multidisciplinaire ; il s'agit de prises en charge longues, sur plusieurs années, et il va de soi qu'à un moment où à un autre, les aspects rééducatifs ou les aspects psychologiques peuvent primer. Les entretiens familiaux réguliers sont souvent indispensables.

À l'adolescence, le motif de consultation est parfois tout autre que l'échec scolaire ou un trouble du langage, et, parfois, devant une fugue, une déscolarisation ou des troubles des conduites on peut découvrir un trouble du langage qui n'a jamais été pris en compte et a entraîné un échec scolaire. On a montré que la fréquence de troubles du langage méconnus est très élevée dans les populations d'adolescents ou d'adultes jeunes pris en charge dans des établissements psychiatriques [77].

La guidance parentale est primordiale. Plusieurs courants cohabitent pour aider les familles à s'adapter au trouble de leur enfant, en particulier dans les pays anglo-saxons : l'approche systémique est utilisée, et également des programmes de stimulation de la communication et du langage destinés aux parents.

La prise en charge groupale, par exemple en centre médicopsychologique (CMP), peut s'avérer particulièrement utile, qu'elle soit centrée sur le langage ou plus largement sur les aspects relationnels, avec, le plus souvent, une médiation.

Pour Dupuis-Gauthier, Guillen et Beaune [78], la prise en charge psychothérapeutique des enfants dysphasique présente des particularités que nous avons tenté de résumer. Le langage au cours du développement de l'enfant est indissociable de la confrontation à une absence fondamentale et à la séparation. Accepter de ne pas être compris et de ne pas comprendre est le postulat fondamental qui conditionne l'entrée de l'enfant dans la fonction subjective du langage, fondée sur l'opérativité du manque structurel inhérent à la notion freudienne de complexe de castration. L'une des dimensions fondamentales du travail psychothérapeutique auprès de l'enfant dysphasique serait donc de créer une relation lui permettant de supporter le « manque » d'où pourrait émerger le sujet, tout en lui procurant des moyens pour tolérer, plutôt que de combler, le vide généré par le défaut de langage.

Par ailleurs le travail psychothérapeutique auprès de ces enfants conduit rapidement à une impasse si la dimension contre-transférentielle ne guide pas les psychothérapeutes dans leur pratique. Cette dimension interroge notamment la place du corps dans la relation à l'autre, puisque seule la présence physique ou gestuelle de l'enfant dysphasique, dans sa dimension de signe, semble suffire. Du coté du clinicien c'est un sentiment d'impuissance qui domine dans cette situation asymétrique déconcertante où les modalités d'interaction habituelles par la voie du langage se révèlent inefficaces. La dimension contre-transférentielle montre qu'une intervention sur la signification n'est pas la même chose qu'une intervention sur le sens car ce dernier inclut nécessairement la parole en tant que lien à l'autre et lieu d'articulation du désir. Le silence du dysphasique se révèlerait ainsi comme « nœud de sens », sauvegarde du désir. Il aurait une fonction et une valeur en tant que limite à la présence d'un code qui, dans sa complétude et son unicité, exclurait la dimension subjective. Le point de départ de la psychothérapie serait alors la valeur des productions, des dysfonctionnements et des lacunes langagières de l'enfant. La suite du traitement consisterait dans la construction d'un espace de parole particulier pour l'articulation entre le désir et l'autre.

Le point capital des interventions thérapeutiques est la pluridisciplinarité de la prise en charge, et surtout l'orchestration de cette dernière par un médecin (qui peut être le pédopsychiatre), qui, au fil des années, en harmonie avec les parents et les intervenants, voit quel aspect est à privilégier à un moment donné en fonction de l'évolution du patient et du contexte.

K. Place du psychiatre, quelques éléments de psychodynamique et de psychopathologie

Chez l'enfant, les troubles du langage constituent un motif fréquent de consultation [79]. Le langage est non seulement un outil d'expression, de connaissance et de communication, mais au-delà, il participe au développement psychique de l'enfant. Son exploration fait partie intégrante de l'examen psychiatrique et le polymorphisme des tableaux où apparaît un trouble du langage inscrit le clinicien dans une vision développementale autant qu'intégrative du sujet, ce qui nécessite la mise en œuvre d'un travail de collaboration pluridisciplinaire. Cette forme de travail semble enfin paradigmatique du fonctionnement d'un psychiatre, qui se doit d'intégrer à ses connaissances et à sa pratique, aux côtés de la théorie psychodynamique, les apports de la psychologie cognitive et de la linguistique.

Pour Cohen et col. [80], le psychiatre a un rôle central dans la prise en charge des troubles du langage de l'enfant et l'adolescent. Ils insistent sur l'importance pour le psychiatre d'intégrer dans sa pratique les apports de la psychologie cognitive et de la linguistique. Ils décrivent la nécessité d'un abord multidimensionnel du fait de la complexité des TSDL :

- la dimension clinique qui dans l'idéal se doit d'être individuelle, actuelle et développementale, mais aussi une clinique des interactions et de la dynamique familiale ;
- la dimension sociale ;
- la dimension somatique en insistant, dans le champ des troubles du langage, sur les déficiences sensorielles et en particulier auditives et les maladies associées ;
- la dimension psychodynamique s'intéressera au processus de séparation–individuation, à la qualité du narcissicisme, des défenses du moi, de la fonction de pare excitation, à la nature de l'attachement, du désir et de la sexualité ;
- la dimension cognitive qui porte sur des fonctions utiles à tous les apprentissages comme l'intelligence globale, l'attention, la mémoire de travail et plus spécifiquement l'examen du langage ;
- la dimension psychomotrice, trop souvent négligée ;
- la dimension scolaire qui est très importante à évaluer dans les problèmes de développement du langage, responsable d'une intégration scolaire très difficile, de troubles de l'apprentissage de la lecture et parfois d'un désinvestissement voire d' un rejet du système scolaire ;
- la dimension familiale et culturelle dont on ne cesse de souligner l'importance dans les pathologies du développement et leur prise en charge.

Cette approche multidisciplinaire apparaît très précieuse dans de nombreuses situations cliniques. Cela est d'autant plus important que ces situations sont complexes du fait de leur intrication à d'autres problématiques du développement, sévères ou d'un risque pronostique propre péjoratif. La place du psychiatre est donc importante au plan diagnostic mais aussi sur le plan de la prise en charge puisque les problématiques associées sont très fréquentes et relèvent de sa pratique.

Dans une visée plus préventive du rôle du psychiatre, B. Golse [81], souligne l'importance pour le pédopsychiatre de s'intéresser au dépistage de situations psychopathologiques connues pour entraver le développement du langage telles que l'organisation dépressive mère-enfant et les bébés à haut risque autistiques ou psychotiques.

Pour Bernardi [82], les enfants dysphasiques graves offrent un tableau clinique d'une défaillance de l'élaboration et de l'organisation du Soi verbal, qui ne correspond pas aux défaillances majeures portant sur le sens du Soi-noyau des psychotiques ou le sens du Soi-subjectif des états-limites. Il se pourrait que dans les dysphasies graves, la formation du sens de Soi émergent n'ait pas été compromise radicalement, mais que des aspects partiels du Soi-noyau puis du Soi-subjectif aient été perturbés.

Bernardi montre qu'il existe des particularités de la représentation du Soi : fragilité des représentations du Soi au niveau des limites du corps et du psychisme, défaillances des représentations réflexives de soi, place trop restreinte de la subjectivité qui caractérise l'économie narcissique et ses défenses. Les perturbations trouveraient leur origine dans un double registre : celui des écueils pour réunir les mondes subjectifs du bébé et de la mère, et celui d'autres écueils pour réaliser la prolongation nécessaire des expériences de régulation de soi avec les objets inanimés, lors d'actions menées durant les séquences d'attention conjointe mère-enfant.

Autrement dit, les contenants narcissiques n'auraient pas suffisamment pris corps dans l'action calibrée et modularisée, ni été suffisamment nourris de sens, tant pour ce qui relève de la nomination des affects que de la formation de l'enveloppe sonore du Soi à partir des enveloppes prénarratives proposées par l'entourage, et notamment la mère.

Ainsi, les enfants dysphasiques n'évoluent pas dans le registre psychotique. Ils sont à situer dans un registre moyennement archaïque, où la question de l'autonomie et celle de la capacité de représentation constituent des points névralgiques du développement. Les troubles de la fonction représentative touchent les systèmes de codage culturel, dont le langage, mais aussi les capacités de se représenter que l'on voit se concrétiser particulièrement dans la défaillance de l'élaboration du Soi verbal. Les troubles sévères du langage témoigneraient des défaillances dans les processus relationnels d'union et d'unité tout autant que pour ceux de l'individuation-séparation.

Bernardi cite Stern « l'acquisition du langage est un puissant moyen au service de l'union et de l'unité. En fait, chaque mot appris est le sous-produit de l'unification de deux psychismes en un système symbolique commun, une signification partagée qui a été forgée. Par chaque mot appris, les enfants renforcent leur communauté psychique avec un parent, et plus tard avec les autres membres de la culture de cette langue quand ils découvrent que leur propre connaissance de l'expérience fait partie d'une expérience plus large de la connaissance, qu'ils sont unis aux autres par un fonds culturel commun » [83]. A partir de cette citation, Bernardi déduit que le langage, fortement lie a l'acte, dédié a la fois a la différenciation et a l'union, demande à l'enfant dysphasique grave un travail de conquête particulièrement difficile, dont il faut mieux comprendre les ingrédients profonds afin de promouvoir les actions curatives pluridisciplinaires qui lui sont dues.

R. Diatkine [12], considère la dysphasie comme une anomalie du développement du langage ayant des effets sur la vie relationnelle de l'enfant. Ceci implique qu'il faut étudier le rôle du langage dans l'ensemble du fonctionnement mental et de déterminer dans quelle mesure le langage joue un rôle organisateur dans le fonctionnement psychique de l'enfant. Il s'agit donc d'aborder le langage des enfants comme faisant partie de l'organisation générale du fonctionnement psychique.

Partant de ce constat, J. Uzé et D. Bonneau [2] insistent sur l'importance d'étudier les TSDL dans leur dimension médicale, familiale, socio-scolaire à partir des données de la génétique médicale ainsi que de l'environnement de l'enfant. Au niveau psychopathologique, les auteurs émettent l'hypothèse que la double convergence des facteurs génétiques et épigénétiques sont responsables de troubles du langage et de la pensée, une double problématique plus ou moins intriquée selon les situations individuelles. La maîtrise du langage maternel nous permet d'accéder à une communauté linguistique (Vygotski) et de construire une identité culturelle (Bruner) permettant d'édifier notre capacité de penser et de se penser, de construire notre « soi verbal » (Bernardi). Du fait de la défaillance de la maîtrise du langage, les enfants TSDL ont donc des difficultés à s'inscrire dans une communauté d'enfants tout-venants. Ils ne peuvent pas actualiser leurs pensées de manière significative pour autrui. Ils sont privés d'interactions langagières riches et diversifiées. Leurs échanges oraux sont réduits à une grande pauvreté. L'enfant dysphasique peut donc présenter une appréhension anxieuse d'un environnement peu adapté à ses difficultés, ce qui peut générer une symptomatologie anxio-dépressive. De même, ses difficultés créent une dépendance linguistique à sa famille et à la vie domestique. Cet environnement est une aide par sa tolérance, sa sécurité et son étayage mais aussi une entrave pour la dynamique psychique dans son processus de symbolisation qui devrait normalement lui permettre d'accéder à une gestion sereine de la séparation du fait de l'actualisation de ses capacités représentatives.

Pour B. Gibello [84], le langage étant un contenant de la pensée, son atteinte ne peut évoluer que vers une dysharmonie cognitive pathologique qui se traduit par un développement très hétérogène du raisonnement et des processus cognitifs. A travers le cas clinique d'André, un jeune apprenti ayant de nombreux conflits avec son enseignant, Gibello illustre la non rencontre de deux êtres car leur façon de penser l'univers est différente (l'un pensant l'espace de manière topologique et l'autre de façon euclidienne). Il nous semble donc important de prendre en compte cette pensée qui peut être différente lors de la prise en charge des enfants dysphasiques.

Malgré une prise en charge pluridisciplinaire (orthophonique, psychiatrique et/ou psychologique) certains enfants ayant une dysphasie sévère avec de grandes répercussions affectives (troubles internalisés ou externalisés sévères) peuvent se retrouver très tôt en échec scolaire. Une scolarisation normale s'avère impossible. Or les prises en charge en hôpital de jour pédopsychiatriques ne sont pas adaptées à ces enfants. Une nouvelle forme de prise en charge institutionnelle est alors nécessaire. C'est pourquoi nous avons décidé de vous présenter l'hôpital de jour de Sèvres où a lieu une prise en charge originale des ces enfants sévèrement dysphasiques.

## II. LA PRISE EN CHARGE INSTITUTIONNELLE : HOPITAL DE JOUR DE SEVRES, UNE PRISE EN CHARGE ORIGINALE

### A. Apports théoriques

#### 1. Introduction

La psychothérapie institutionnelle fait partie intégrante de l'histoire de la psychiatrie. Elle est née de la critique de l'asile après la seconde guerre mondiale et était initialement destinée aux personnes psychotiques. Les thérapeutiques institutionnelles sont organisées de manière à ce que le patient puisse compter sur l'institution dans la durée tout en prévoyant une articulation des soins avec de nombreux partenaires afin qu'il puisse envisager un ailleurs après ses soins. Delion [85] met en avant différents paramètres de la psychiatrie institutionnelle qui comprend l'aspect humain, la prise en charge des différences psychopathologiques et l'intérêt des systèmes non ségrégatifs. L'aspect humain concerne la considération et l'accueil avec la plus grande attention. Il s'agit de prendre en charge tous les patients, quels que soient leurs différences psychopathologiques et de les soigner d'une façon humaine en s'appuyant sur une démarche diagnostique approfondie et une méthode thérapeutique basée sur la pensée psychothérapeutique.

Pour Delion [85], la démarche psychothérapeutique à pour but de redonner du sens aux symptômes entendus comme signes de la souffrance psychique humaine en les restituant dans l'histoire du sujet. Tout ce qui concourt à la diminution de la souffrance, contribue par une action sur le cadre de la psychothérapie, à favoriser l'expression d'un langage contenant en lui une part des éléments dont le sens a fait défaut jusqu'alors.

#### 2. Historique

Même si la notion de psychothérapie institutionnelle a été utilisée pour la première fois par Daumézon et Koechlin, en 1952, dans les annales portugaises de psychiatrie, les véritables précurseurs sont, pour Delion [85], Sigmund Freud et Hermann Simon.

Bien que Freud se soit peu intéressé à la psychose, Delion le range dans les précurseurs de la psychothérapie institutionnelle, car Freud a prononcé à Budapest, en septembre 1918, au Vème congrès international psychanalytique, une conférence dans laquelle il déclarait : « *Pour conclure, je tiens à examiner une situation qui appartient au domaine de l'avenir et que nombre d'entre vous considéreront comme fantaisiste mais qui, à mon avis, mérite que nos esprits s'y préparent. Vous savez que le champ de notre action thérapeutique n'est pas très vaste [...]. On peut prévoir qu'un jour la conscience sociale s'éveillera et rappellera à la collectivité que les pauvres ont les mêmes droits à un secours psychique qu'à l'aide chirurgicale qui leur est déjà assurée par la chirurgie salvatrice. La société reconnaîtra aussi que la Santé publique n'est pas moins menacée par les névroses que par la tuberculose [...]. À ce moment-là, on édifiera des établissements, des cliniques, ayant à leur tête des médecins psychanalystes qualifiés et où l'on s'efforcera, à l'aide de l'analyse, de conserver leur résistance et leur activité à des hommes, qui sans cela s'adonneraient à la boisson, à des femmes qui succombent sous le poids des frustrations, à des enfants qui n'ont le choix qu'entre la dépravation et la névrose [...]. Nous nous verrons alors obligés d'adapter notre technique à ces conditions nouvelles.* » [86] Pour Delion, la psychothérapie institutionnelle est une réponse à cette prospective à laquelle Freud se livrait au sortir immédiat de la guerre 1914-1918.

Hermann Simon est selon Delion un autre précurseur de la psychothérapie institutionnelle. Psychiatre, très influencé par Bleuler et l'école de Zurich, et par ce biais par Freud, il tient également une place importante. Adoptant une nouvelle orientation fondamentale en face du malade mental, il proclame explicitement que l'application à une vie collective active et ordonnée est le meilleur moyen psychothérapeutique pour obtenir la guérison symptomatique. Hochmann [87,88] revient dans un de ses articles sur l'historique de la psychothérapie institutionnelle. Pour lui, elle est une des modalités de la cure en institution. Nous nous sommes permis de reprendre sa vision critique de l'historique de la psychothérapie institutionnelle du fait de sa pertinence. Elle s'est d'abord développée, il y a une soixantaine d'années, au sein des hôpitaux psychiatriques qui recevaient alors essentiellement des patients psychotiques adultes, pour des traitements résidentiels de très longue durée. Un vaste mouvement de critique et de réforme s'était engagé, après le premier appel de Paul Balvet, au Congrès des psychiatres et neurologues de langue française, tenu à Montpellier en 1942. D'abord limité à quelques établissements – Saint-Alban dans le Gévaudan, Fleury-lès-Aubrais près d'Orléans, Ville-Évrard à Paris –, ce mouvement s'était peu à peu généralisé, au lendemain de la guerre, porté par l'émotion qu'avait entraînée le décès de milliers de malades mentaux morts de faim, du fait des restrictions alimentaires imposées par l'occupant. Les manifestes de François Tosquelles, Lucien Bonnafé, Georges Daumezon, Paul Bernard, Paul Sivadon, Sven Follin, avaient contribué à une prise de conscience qui gagnait la place publique avec les Journées psychiatriques de 1945 et de 1947, organisées par le syndicat des médecins des hôpitaux psychiatriques sous l'impulsion de son secrétaire général, Henri Ey. Ce mouvement, qui dénonçait la misère de la psychiatrie et l'oppression asilaire, cherchait à renouer avec la tradition esquirolienne, en humanisant les conditions de vie au sein de grandes concentrations, dont le surencombrement et la pénurie en personnel qualifié avaient, tout au long de la seconde moitié du XIXe siècle et de la première moitié du XXe, entraîné la dégénérescence. Plus concrètement, il s'agissait de créer un espace d'échanges intersubjectifs dans lequel la psychothérapie psychanalytique des psychoses, en pleine expansion, grâce en particulier aux travaux de l'école kleinienne, puisse s'inscrire sans contradiction, en éliminant les nuisances liées à la structuration intangible. Hochmann critique la hiérarchisation de l'organisation hospitalière avec une absence de communication et un clivage entre les différents corps qui le constituent (infirmiers, patients, médecins, personnel administratif, personnel technique).

La psychothérapie institutionnelle s'inspirait d'un certain nombre d'expériences antérieures : celle d'Harry Stack Sullivan et Hermann Simon. Dès la fin des années 1920, Harry Stack Sullivan avait introduit une approche psychothérapique individuelle analytique en supervisant les entretiens d'infirmiers avec des schizophrènes. Hermann Simon en Allemagne avait tenté, de son côté, de « soigner » l'institution en luttant contre la passivité par une ergothérapie différenciée, adaptée en fonction des pathologies.

Sur le plan doctrinal, la psychothérapie institutionnelle commença par emprunter ses concepts à la psychanalyse, à la sociologie des institutions, à la psychologie des petits groupes et au psychodrame morenien, avant de se constituer un corpus théorique original, au fur et à mesure de ses avancées pratiques. En effet, Hochmann démontre que cette nouvelle doctrine a permis de prendre pleinement conscience de l'apport spécifique de l'institution dans le traitement des troubles mentaux.

Certains psychiatres tels que L. Bonnafé, G. Daumézon, P. Sivadon [88], d'une inspiration sociologique, insistaient sur l'importance dans la désaliénation du psychotique, d'une clinique d'activités, engagée dans la réalité du drame concret vécu par les patients et soutenant une rééducation des relations sociales, dans une communauté thérapeutique, organisée pour permettre le maximum de prise de parole et de décision. Ils utilisaient, en particulier, l'expérience, inaugurée à Saint-Alban, du club de malades, sorte de contre-institution qui restituait aux patients un certain pouvoir de gestion de leur vie quotidienne et du fruit de leur travail.

D'autres, de formation psychanalytique, sans nier cet accent mis sur la réalité, estimaient nécessaire d'aller plus loin. Reprenant les recherches de l'École de Washington autour de Sullivan et de Frieda Fromm Reichmann, ils distinguaient, avec Paul-Claude Racamier et l'équipe qui allait créer les dispositifs du XIIIe arrondissement à Paris, l'activité psychothérapique et le soin. L'activité psychothérapique, proprement dite, comprend l'ensemble de techniques inspirées par la psychanalyse et destinées à aborder la conflictualité interne des patients en se prêtant à leur transfert pour analyser leurs projections fantasmatiques. Le soin, quant à lui, correspond à une activité de soutien aux fonctions du Moi, confiée aux infirmiers, ambassadeurs de la réalité.

Un troisième groupe comprenant F. Tosquelles, élargissant aux dimensions de l'institution les principes de la psychanalyse, affirmait que l'élucidation en groupe des mouvements transférentiels et contre-transférentiels collectifs permettait d'éclairer des zones de la personnalité de chacun.

Ces positions s'affrontèrent dans un certain nombre de rencontres tenues à Sèvres dans les années 1950, à l'initiative des Centres d'entraînement aux méthodes d'éducation active (CEMEA), organisme émanant de l'Éducation nationale et qui avait joué un grand rôle dans la formation des infirmiers psychiatriques et de la nouvelle profession des éducateurs spécialisés.

Puis Hochmann [87, 88] met en garde contre les dérives possibles de la psychothérapie institutionnelle. Il donne l'exemple de Pinel qui s'était trouvé confronté au fantasme de faire de l'institution un champ totalement soumis à son action, en transformant ses coéquipiers en un réseau de clones qui relaieraient ses intentions. Il a fallu du temps pour reconnaître, avec François Tosquelles, en 1984, qu'il ne s'agit ni de soigner ni de psychanalyser le personnel soignant ou éducatif, mais de soigner les modes d'activité, non plus par des interventions « actives » ou des prescriptions de telle ou telle activité, mais en élaborant les activités qui se développent plus ou moins spontanément dans le jeu transféro-contre-transférentiel. Il ne s'agit plus, pour Hochmann, de dire ce qu'il faut faire, de programmer à l'avance telle ou telle action selon telle ou telle méthode vendue clés en main, mais d'analyser au fur et à mesure la

69

dynamique des actions et des réactions, au sein du collectif institutionnel, pour en comprendre le sens et pour l'utiliser afin de multiplier des échanges porteurs de signification. C'est ce qui a permis, selon Hochmann de revenir à une « clinique d'activités » que prônait, au début, Georges Daumezon, tout particulièrement chez les enfants et les adolescents, objets privilégiés de la psychothérapie institutionnelle.

Hochmann [88] poursuit avec l'enfant en difficulté psychique qui pose, encore plus que l'adulte, le problème de l'articulation du privé et du public. En tant qu'enfant, il doit être éduqué, c'est-à-dire conduit à intérioriser les normes et les idéaux du groupe humain qui l'accueille c'est-à-dire sa famille et, plus généralement, sa culture. Ce passage de l'être de nature à l'être de culture utilise généralement des situations de groupe. Mais, en tant qu'enfant souffrant, il relève, comme le malade pour un médecin, d'une activité essentiellement privée. Toute pratique relationnelle avec un enfant en difficulté se trouve donc nécessairement contrainte par un entrecroisement de l'individuel et du groupal. Elle concerne les dysfonctionnements du lien que l'individu, parfois dès sa naissance, tisse avec d'autres humains. La souffrance liée à ces dysfonctionnements peut bien s'incarner dans un individu particulier, auquel parfois la référence médicale donne statut de malade, donc d'individu privé, elle n'en concerne pas moins les autres interlocuteurs du sujet souffrant psychiquement. Elle s'accompagne chez eux d'un malaise qui atteint d'abord les proches et singulièrement la famille, mais qui se reproduit dans les relations que l'enfant entretient avec son environnement élargi : l'école, les services de soins ou d'éducation. C'est ce qu'on peut entendre par le terme de « transfert », d'une manière plus étendue que dans la psychanalyse classique. Soumis à cette souffrance, l'entourage réagit par ce qu'on désigne comme son contre-transfert, effet miroir ou transformation des projections transférentielles. La souffrance psychique, même si elle est vécue dans le secret d'un fonctionnement mental inaccessible aux autres et partiellement inaccessible à soi, est donc contagieuse. Le soin à l'enfant en difficulté psychique grave, nécessairement articulé avec la pédagogie et l'éducation, nécessairement pris dans le flux et reflux du transfert et du contre-transfert, est donc à la fois privé et public, individuel et groupal.

En ce qui concerne la pédopsychiatrie, la littérature est principalement centrée sur la prise en charge institutionnelle des enfants ayant des troubles envahissant du développement. Nous retrouvons cependant de similitudes avec la prise en charge des troubles du langage sévère, notamment pour le côté pluridisciplinaire. Il nous a donc paru pertinent de reprendre l'historique de la psychothérapie institutionnelle en pédopsychiatrie que nous empruntons à nouveau à Hochmann [87, 88].

Dans les années 1950-1960, des pédopsychiatres du service public, en collaboration avec des associations-loi de 1901, notamment les associations de familles, ont repris, à leur manière, les hypothèses psychopathologiques et les modèles de prise en charge psychothérapique en provenance des États-Unis et de Grande-Bretagne ainsi que les élaborations et les pratiques du mouvement français dit de « psychothérapie institutionnelle ». Cela concerne le travail de R. Misès à la Fondation Vallée et la création par S. Lebovici du premier hôpital de jour pour enfants.

Ces travaux inauguraux insistaient sur la mise en place d'actions multidimensionnelles associant et articulant les soins, l'éducation et la pédagogie avec une optique psychopathologique, dans des institutions résidentielles profondément transformées, sur le plan du confort architectural et sur le plan du personnel devenu plus qualifié et multidisciplinaire, comme dans les nouvelles institutions à temps partiel. L'objectif était de rétablir une position de sujet, chez des enfants isolés, enfermés dans leurs rituels et leurs stéréotypies, mais qui ne se réduisaient pas à l'addition de symptômes qu'il faudrait corriger, ou de déficits qu'il faudrait réparer.

Pour cela, les différents agents de l'institution, chacun à sa place et avec son rôle spécifique, devaient s'engager dans un travail prenant appui sur des moyens éducatifs et thérapeutiques diversifiés. Les psychothérapies individuelles avaient leur place et leurs indications, mais s'articulaient avec les autres activités individuelles ou collectives à visée d'éveil thérapeutique utilisant les diverses médiations de la vie quotidienne (le repas, la toilette, le coucher) mais aussi des activités de loisir, des activités sportives ou des activités de création artisanale ou artistique. Elles s'articulaient aussi avec les rééducations spécialisées (orthophonie, psychomotricité) ainsi qu'avec la pédagogie d'enseignants spécialisés détachés de l'Éducation Nationale et le travail éducatif d'éducateurs spécialisés. La collaboration avec les familles et, quand il était nécessaire, le travail de guidance familiale étaient préconisés.

Des réunions d'équipe ou des « conférences de cas », des supervisions, aidaient le personnel des institutions à donner sens aux divers comportements des enfants et à favoriser, par leurs attitudes, l'émergence d'indices discrets annonçant une possible remise en route de la communication et des interactions sociales. À partir des années 1970, dans le cadre de la politique dite de secteur, ces approches multidimensionnelles, d'abord limitées à quelques grandes villes universitaires, se sont répandues progressivement, mais irrégulièrement, sur l'ensemble du territoire, en privilégiant les institutions à temps partiel, les hôpitaux de jour et les soins ambulatoires (Centre Accueil Thérapeutique à Temps Partiel : CATTP), en n'accordant qu'une place limitée aux institutions résidentielles ; un choix qui a fait l'objet de débats qui perdurent.

### 3. Définitions

Nous avons repris les définitions utilisées par Hochmann dans sa revue de la littérature [87].

### L'institution

En français, le terme « institution » a plusieurs sens. Il désigne d'abord et le plus couramment un ensemble de personnes réunies pour une tâche thérapeutique ou éducative, localisé dans un cadre architectural, régi par des règles et soumis à une hiérarchie des rôles et des statuts. F. Tosquelles, dans une acception voisine de celle utilisée par W. Bion, a proposé de nommer cet institué l' « établissement », pour marquer son caractère statique.

Dans un deuxième sens, l'institution est une organisation sociale, une forme légale ou un ensemble de coutumes. On parle ainsi de l'institution du mariage.

C'est cette fonction instituante que la psychothérapie institutionnelle a ensuite retenue. Elle a renoué aussi avec un troisième sens, aujourd'hui oublié, celui d'« enseignement », qui nous a laissé le mot « instituteur ».

### La psychothérapie institutionnelle

Elle utilise, en effet, les activités de la vie quotidienne pour promouvoir, chez l'enfant ou l'adolescent en grande difficulté psychique, une activité de mentalisation dont le détournent ses déficits et ses défenses. En ce sens, et de manière très générale, il s'agit d'apprendre à l'enfant comment utiliser ses capacités de penser. Les dispositifs institutionnels ne se limitent plus, de nos jours, aux institutions résidentielles établies. Mais, dès lors qu'un traitement met en jeu plusieurs personnes, qu'il nécessite une organisation de leurs rapports et utilise cette organisation pour traiter l'enfant, il s'institue et devient instituant.

La psychothérapie institutionnelle, au sens large, est alors cet ensemble de procédés qui, à travers des dispositifs variés, cherche à recréer les possibilités d'échanges intersubjectifs entre le sujet réputé malade et les autres, en rétablissant concrètement le fond culturel commun qui permet et soutient ces échanges. Il ne s'agit pas tant d'interpréter des contenus, de retrouver un passé enfoui que de restaurer un rapport positif au langage, plutôt que de dire le sens de tel ou tel discours ou comportement, de réveiller un goût pour le sens. Pour constituer ce fond, la psychothérapie institutionnelle utilise essentiellement la dialectique du cadre et de son contenu.

**Le cadre institutionnel**

Il peut être représenté par des murs, un personnel déterminé, une hiérarchie, des horaires de fonctionnement – bref, un établissement résidentiel ou à temps partiel. De plus en plus souvent, il se limite aujourd'hui à un ensemble de rapports intersubjectifs entre des praticiens qui peuvent appartenir à des organismes différents (équipe pédopsychiatrique, établissement médico-éducatif, enseignants du système scolaire, travailleurs sociaux employés par diverses collectivités). Ces intervenants, en lien avec la famille, forment un réseau de relations centrées sur l'enfant ou l'adolescent en difficulté, qui sert de cadre à un collectif de projets différenciés les uns par rapport aux autres et articulés entre eux au cours d'un travail constant de négociation et de renégociation. Mobile, fluctuant, continuellement remanié, ce réseau trouve cependant sa permanence, au moins idéale, dans un souci commun pour l'enfant qui justifie son existence. C'est sur ce fond d'expériences et de soucis communs, métaphore du cadre, que vont se découper les différentes interventions – thérapeutiques, éducatives, pédagogiques, sociales, sportives ou culturelles – qui ont l'enfant pour cible. Chaque intervention se distingue par rapport au contexte et prend sens par son opposition significative par rapport aux autres interventions.

De manière schématique, le temps scolaire se détermine dans ses différences avec le temps thérapeutique, le milieu de vie dans ses différences avec le milieu social, le privé et l'individuel en opposition au groupal et au social. Pour Hochmann, si un certain clivage fonctionnel doit être maintenu entre la forme et le fond pour que les événements restent des événements et ne s'abîment pas dans l'habituation et les stéréotypies qui les transformeraient en bruit de fond, il est nécessaire que se maintiennent entre eux des correspondances ou des complémentarités. Dans une institution soignante, cela s'appelle souvent la réunion de synthèse. Un événement, rapporté par un intervenant, peut en rappeler ou en annoncer un autre et prendre sa valeur symbolique par rapport à cet autre. D'où aussi l'intérêt, dans une institution ou un réseau, de veiller tout particulièrement aux moments de passage et aux temps intermédiaires.

Un travail de supervision est important pour aider les intervenants à surmonter la routine et le découragement qui risquent de paralyser le travail soignant et d'engendrer des contre attitudes négatives de fascination sans distance ou au contraire un rejet voire une maltraitance. Hochmann a insisté dans ses écrits [87, 88] sur l'importance d'une élaboration de l'équipe, d'un travail intellectuel de mise en sens se référant à une théorie du fonctionnement et du développement mental, et d'une réflexion sur les réactions affectives qu'induisent les enfants chez les soignants, conditions pour que l'institution soit thérapeutique.

Les institutions soignantes à temps partiel favorisent, par leur structure même, les différenciations et les articulations à la base de la psychothérapie institutionnelle. Plus que les institutions à temps plein, elles laissent concrètement subsister du manque. Leur structure lacunaire oblige l'enfant, l'adolescent, mais aussi les soignants, les éducateurs et les pédagogues qui les encadrent, à penser à un ailleurs, à avoir toujours à l'esprit d'autres intervenants et d'autres interlocuteurs pour former un cadre d'absence, qui contient la matérialité actuelle de la rencontre ici et maintenant. Autour de ce qui se vit dans l'instant, il y a alors place pour la remémoration de ce qui vient d'être vécu, dans la différence et dans l'articulation avec le présent, et place aussi pour l'anticipation de ce qui va être vécu, après un passage vers d'autres lieux, en d'autres temps. Dans un groupe ou dans un colloque singulier, on peut parler de ce qui s'est passé ailleurs dans un autre groupe ou avec une autre personne, ou encore de ce qui va se passer dans le groupe ou avec l'interlocuteur suivants. Ainsi se développe ce « travail du négatif », expression d'André Green reprise par Hochmann [94], cette ouverture à l'expérience émotionnelle de l'absence physique et du passé qui forme le socle de l'activité de pensée.

Delion [85] met l'accent sur l'importance de l'existence d'espaces différenciés dans l'institution, non réductibles les uns aux autres, pour constituer une possibilité de choix mais avec une articulation de ceux-ci pour réaliser des « rapports de décomplétude » afin d'insister sur le fait qu'il s'agit de la construction d'ensembles ouverts. Ceci est en lien avec le travail multidisciplinaire permettant d'accueillir le patient, d'établir un diagnostic, une organisation de soins et des stratégies thérapeutiques.

Hochmann [88] cite trois grandes modalités dans le traitement institutionnel :
- une modalité « réparatrice ». Il s'agit de proposer des substituts à une carence supposée en adaptant l'environnement aux défauts de l'enfant pour lui permettre de développer ses potentialités auto réparatrices,

- une « cure en institution » provenant de l'articulation de traitements spécifiques au sein d'une ambiance cohérente et contenante,

- une « psychothérapie institutionnelle » utilisant des bases de psychanalyse et de psychologie des groupes.

**Institution et narration**

Différenciés et articulés, les événements de tous les jours peuvent être mis en histoire. La pathologie mentale sévère renvoie à une rupture, à un défaut ou à une crispation du récit intérieur. Le flux des pensées a dérivé vers un bras mort, s'est arrêté, reste figé sur la répétition d'un événement traumatique ou, dans les formes les plus graves, comme l'autisme infantile précoce, n'a jamais reçu ou pu conserver l'impulsion originelle. Activité instituante au plein sens du mot, la psychothérapie institutionnelle se donne pour objectif premier de restituer à l'enfant une capacité narrative.

Pour Hochmann [87], la qualité soignante d'une institution se mesure aujourd'hui moins au nombre et à la profondeur des interprétations prétendument psychanalytiques qu'on y formule, qu'à la continuité de la mise en récit de ce qui s'y passe. Tout événement de la vie quotidienne, du plus menu au plus important, doit y être raconté, entre les interlocuteurs de l'enfant d'abord, à l'enfant ensuite, qui doit s'entendre narré avant de pouvoir à son tour devenir narrateur. Pris dans un réseau d'histoires, l'enfant découvre, en effet, par identification au plaisir narratif des autres, le plaisir de la narration, et investit ainsi libidinalement son fonctionnement psychique. Son auto-érotisme mental se développe en s'étayant sur l'auto-érotisme mental des soignants, qui prennent plaisir à faire jouer leurs capacités associatives et élaboratrices autour des événements de vie partagés avec l'enfant dans les échanges quotidiens. Encore faut-il que deux conditions soient remplies : d'une part, qu'il se passe quelque chose dans l'institution ; d'autre part, que des lieux et des temps existent où ce quelque chose puisse être raconté. L'analyse institutionnelle a ainsi un double objectif. Elle vise d'abord à dépister et à corriger les mécanismes de défense institutionnels qui empêchent l'émergence d'événements suffisamment significatifs pour pouvoir être racontés.

Hochmann [87] reprend la théorisation de Wilfred R. Bion qu'il trouve précieuse pour donner sa rationalité à ce travail d'élaboration. L'événement est d'abord un fait brut, non psychisé, une expulsion désordonnée qui vient désorganiser, par sa nouveauté, le « conteneur » de la culture partagée, représentée par le fond historique commun des membres de l'institution (soignants aussi bien que soignés). Analogue de la rêverie maternelle, dont Bion postule le rôle contenant et « bonifiant » dans la relation précoce de la mère et du bébé, le travail associatif collectif des soignants, à la recherche d' « invariants », c'est-à-dire de points communs entre les différents épisodes de la vie institutionnelle, constitue une structure narrative qui sous-tend les vécus partagés avec les enfants. Ceux-ci, accompagnés, dans les groupes d'activité ou de paroles, par une présence soignante attentive, s'exercent, à leur tour, à transformer l'événement brut en élément de récit, en « figuration » qui s'articule avec d'autres, se « configure », pour circuler ensuite dans l'institution, être transmise et « refigurée » dans l'esprit de chacun des individus concernés.

Ce triple travail de figuration, de configuration et de refiguration, où Hochmann reconnaît la marche du récit selon Paul Ricoeur, s'accompagne, d'un plaisir spécifique de fonctionnement qui est communiqué à l'enfant, par le simple usage de la parole ou à travers l'utilisation de médiations variées, allant des activités de la vie quotidienne (un repas, une sortie) à une ergothérapie plus sophistiquée, en passant par des jeux de rôle ou de société. Ainsi s'étaie, sur le fonctionnement institutionnel, le fonctionnement mental des enfants ou des adolescents grâce une mentalisation permise par ses médiations.

### Place particulière de l'hôpital de jour

L'hôpital de jour a été créé pour éviter les inconvénients de l'internat et permettre des soins intensifs tout en maintenant l'enfant dans sa famille. À partir des expériences initiales, l'hôpital de jour est devenu la principale modalité de soins institutionnels en psychiatrie de l'enfant dans notre pays. Au départ, il s'agissait d'offrir, cinq jours sur sept et dans les horaires scolaires, une prise en charge globale : l'enfant accueilli dans un groupe de vie bénéficiait généralement des temps de scolarisation assurés en fonction de ses compétences par des enseignants détachés de l'éducation nationale ou par des éducateurs, d'ateliers éducatifs ou d'éveil, ainsi que de techniques spécifiques (rééducations : orthophonie, psychomotricité), ou psychothérapies individuelles ou en groupe, parfois psychodrame. Les activités proposées dans les ateliers éducatifs sont conçues surtout comme des médiations, des supports au développement des échanges relationnels, visant à susciter chez l'enfant des investissements multiples et diversifiés : ces activités thérapeutiques, et même pédagogiques, sont parties prenantes du projet thérapeutique.

De plus en plus d'équipes s'orientent vers des prises en charge individualisées et spécifiques et plus limitées dans le temps. L'enfant vient à l'hôpital de jour un certain nombre de demi-journées par semaine pour des activités précises. Il est, de plus en plus souvent, scolarisé en école ordinaire (classes normales ou parfois classes spécialisées au-delà de la maternelle). Il peut suivre des rééducations spécifiques (psychomotricité, orthophonie) et une psychothérapie individuelle, soit en libéral, soit dans un centre médico-psychologique de secteur, soit, pour les plus jeunes, dans un centre d'action médico-sociale précoce (CAMSP).

4. Les moyens habituellement utilisés

Nous reprenons les moyens recensés par Hochmann [87] dans sa revue de la littérature qui concerne la prise en charge des enfants ayant un TED et nous n'avons gardé que les plus pertinents pour la suite de notre exposé concernant les enfants ayant un trouble du langage sévère.

**Les médiations artistiques, artisanales, sportives**

Elles sont très diverses et utilisent souvent les compétences particulières de ceux, infirmiers, éducateurs ou ergothérapeutes, qui les pratiquent. Très répandues, elles ont été jusqu'ici peu évaluées et commencent seulement à trouver un fondement théorique. *Le modelage, la photo, le théâtre, la vidéo* visent à prendre en compte les processus de passage du registre perceptif et sensori-moteur au figurable. Elles ouvrent à la symbolisation. *Le dessin et la peinture* sont particulièrement utilisés dans des ateliers. Il ne s'agit pas tant de repérer des significations latentes, comme on le ferait dans une psychothérapie, que d'attirer l'attention de l'enfant sur les traces sensori-affectivo-motrices qu'il laisse sur la feuille et sur ce qu'elles peuvent évoquer comme formes. Plutôt qu'une figuration des conflits internes, les thérapeutes y mettent en évidence des protoreprésentations pour faciliter l'accès à une symbolisation, construite à partir de la sensorialité dans un climat d'accordage émotionnel. *La musique* peut être utilisée de manière réceptive ou active, afin de stimuler l'écoute mais aussi l'expression primitive source de décharge de tensions canalisées par les adultes. Des publications relatent les bénéfices de l'utilisation, très courante, du *cheval* comme médiation. D'autres se réfèrent à l'utilisation du *sport* comme médiation. Ces expériences pratiquées généralement dans des équipements ouverts au public ont également un objectif de socialisation. Il en est de même de l'utilisation de la piscine.

**Les ateliers contes**

Ils ont été formalisés par un auteur bordelais, P. Lafforgue [89], qui a préconisé l'utilisation de la narration d'un conte du folklore auprès des enfants atteints de troubles envahissants du développement. Se basant sur les travaux de Propp [90] qui décèlent dans les contes folkloriques une structure universelle, il a fait l'hypothèse suivante : à l'audition d'un conte, l'enfant, par son identification au narrateur, pouvait remettre en route un certain nombre de mécanismes défaillants d'ordonnancement des pensées et faciliter une communication émotionnelle troublée.

**Jeux de rôle et psychodrame**

Inventée par Moreno, adaptée en France notamment par S. Lebovici, R. Diatkine, J. Gillibert, E. Kestemberg, la technique du psychodrame consiste, en bref, à demander au patient de rapporter un épisode de sa vie réelle ou fantasmatique qu'il souhaite mettre en scène. Sous la direction du thérapeute, cet épisode est ensuite joué par le patient et des thérapeutes auxiliaires désignés par le patient qui ensuite est invité à commenter ce qu'il a ressenti [91]. Avec les enfants, on pratique plutôt des psychodrames de groupe ou des jeux de rôle, plus conventionnels et moins personnels qui visent aussi, dans une perspective éducative, à développer les cognitions et les habiletés sociales. Certains de ces jeux de rôle peuvent être filmés en vidéo et reprojetés aux enfants qui les commentent. On peut en rapprocher les jeux avec des marionnettes ou des petits jouets représentant des animaux.

**L'éducation**

Dans le soin institutionnel, l'éducation est fondée sur un souci de donner un sens social aux interactions de la vie quotidienne. Les moyens psychothérapiques, au sens large, sont articulés avec les moyens éducatifs. De même que l'éducateur, avec sa formation, sa compétence, a aussi une fonction psychothérapique, le thérapeute ne peut se départir d'un souci éducatif. L'utilisation des intérêts restreints des enfants peut être un point de départ pour enrichir ensuite le champ de ses intérêts. Les publications insistent sur l'importance des repérages dans le temps et l'espace, sur les emplois du temps individualisés et visualisés, permettant l'accrochage sensoriel, sur une attention à l'établissement de liens entre les divers lieux et les diverses activités, mais aussi sur le travail de groupe qui permet d'articuler la conscience de soi avec la conscience du groupe. Des recherches ont montré l'importance de la valorisation des rôles sociaux ainsi que de l'apprentissage de stratégies adaptées favorisant la socialisation et la communication.

5. Les rapports avec les familles

Selon Hochmann [92], la psychothérapie institutionnelle, à ses débuts, était l'héritière du dogme de l'isolement thérapeutique. Les premiers psychothérapeutes institutionnels considéraient avec méfiance les tentatives naissantes de cure ambulatoire intensive et le travail de soins dans la communauté. Ils avaient souvent vis-à-vis des familles une certaine prévention. Soit ils les tenaient pour directement responsables de la pathologie de l'enfant, soit ils les estimaient incapables, en raison de leur engagement affectif, de faire face à cette pathologie.

La multiplication des institutions à temps partiel, voire très partiel, la transformation de l'état d'esprit dominant des familles, qui n'acceptent plus de confier aveuglément leur enfant à des professionnels, soignants ou pédagogues, et réclament, avec une meilleure information, un droit de contrôle, rendent inévitable et indispensable un partenariat avec les parents. Même dans les cas très particuliers où les difficultés de la famille obligent les pouvoirs judiciaires ou administratifs à mettre en place une assistance, voire des substituts, les parents sont devenus des interlocuteurs à part entière, au sein d'une alliance thérapeutique, sans laquelle il n'y a plus de psychothérapie institutionnelle possible. Les formules dans lesquelles ce partenariat s'incarne sont variées.

Il peut s'agir d'entretiens réguliers avec le médecin référent ainsi qu'avec le psychothérapeute et les autres intervenants. Hochmann insiste sur le fait que même si l'enfant a progressivement besoin d'un « espace d'intimité » préservé par un certain secret, celui-ci ne doit pas être fétichisé. Les parents ont besoin d'être informés, avec tact et mesure, sur le contenu des séances individuelles et de groupe ainsi que sur les différents échanges de l'enfant avec les intervenants de l'institution. En retour, ils doivent communiquer aux soignants, aux éducateurs et aux pédagogues les renseignements précieux sur l'histoire de l'enfant et sur sa vie dans la famille, qu'ils sont seuls à détenir. La différence entre ce qui se communique et ce qui ne se communique pas permet alors, très concrètement, à l'enfant de différencier le public du privé et de construire entre eux des filtres.

Les groupes de parents sont une autre modalité de dialogue. Ils offrent aux parents la possibilité de s'étayer mutuellement, en échangeant leurs expériences et leurs stratégies, tout en questionnant les professionnels sur leurs méthodes, leurs conceptions et leurs objectifs. Parfois, ces groupes sont pour les professionnels l'occasion de donner une information d'ordre plus technique sur telle pathologie et son traitement ou sur l'évolution de la législation sociale. Ils ne remplacent pas le travail associatif auquel les parents peuvent participer par ailleurs.

Dans certains cas, en particulier avec les très jeunes enfants, la visite à domicile est un moyen d'observer l'enfant dans son milieu et, tout en s'imprégnant in situ des difficultés de la famille pour mieux les comprendre, de mettre au jour les cercles vicieux d'interactions pathogènes que déclenchent certaines pathologies. Une psychothérapie familiale peut alors être proposée. Elle doit avoir l'accord de tous les membres concernés de la famille et son projet doit être clairement explicité.

Après avoir vu les aspects théoriques, nous allons maintenant découvrir les aspects pratiques à travers la description d'un hôpital de jour pour trouble complexe du langage oral.

B. Description de l'institution : unité de prise en charge des troubles complexes du langage oral de Sèvres Anxaumont

1. Introduction, présentation de la structure

Dans les années 70, on note une volonté de diversification des hôpitaux de jour pour enfants avec la mise en place de lieux de vie, de milieux axés sur la ruralité. Pour les enfants présentant des troubles expressifs sévères est alors créée dans la Vienne, l'unité de Sèvres sur une ancienne ferme thérapeutique.

Elle prend en charge des enfants ayant des troubles complexes du langage oral pour lesquels l'école n'a aucune solution et qui nécessitent une prise en charge spécialisée.

Comme nous l'avons vu précédemment, les troubles expressifs sévères provoquent des difficultés à communiquer avec ses pairs et sa famille, ce qui est très invalidant pour l'enfant et son entourage. On peut alors observer des troubles internalisés (repli sur soi, évitement, mutisme) ou externalisés (intolérance à la frustration, troubles hétéro-agressifs et auto-agressifs pouvant aller jusqu'à l'automutilation). Par cette impossibilité à communiquer avec les autres, les enfants se retrouvent en grande souffrance psychique. De surcroît, les prises en charge habituellement proposées ne suffisent plus. L'école se retrouve dans une impasse et propose le plus souvent un redoublement. Les orthophonistes notent une absence de progrès dans le travail de rééducation effectué avec ces enfants. C'est devant cette souffrance psychique importante de l'enfant, doublée de celle de l'entourage (famille, école...) et devant l'absence de progrès qu'une prise en charge intensive à temps plein sur l'unité de Sèvres est proposée.

La création de l'unité de Sèvres repose sur l'hypothèse psycholinguistique selon laquelle le langage ne peut se développer que dans une communauté, et qu'il n'a de sens qu'au sein de celle-ci. Nous renvoyons aux approches théoriques développées ci-dessus et notamment à celles de Vygotski [56] et Brunner [57]. La création d'une communauté permet à l'enfant de se sentir locuteur. Malgré sa difficulté à communiquer, il n'est pas privé de pensée.

Toutes les hospitalisations commencent à temps complet car il est difficile pour l'enfant de s'inscrire dans plusieurs communautés. Selon l'évolution de l'enfant, des intégrations scolaires à temps partiel peuvent être envisagées à la fin de la première année.

La prise en charge institutionnelle comprend une approche multidisciplinaire qui prend en compte le champ du curatif, pédagogique et éducatif. Nous retrouvons ici, le souci de l'articulation du privé et du public développé par Hochmann [88]. En effet, l'enfant en souffrance psychique a besoin de soins (prise en charge privée) mais il est également un être en développement avec la nécessité d'une prise en charge éducative et pédagogique (prise en charge publique). Cette prise en charge repose sur un cadre institutionnel continu et cohérent qui prend en compte des lieux, des temps, des actions et des rôles ouverts sur l'environnement social, familial et scolaire.

Administrativement, l'unité de Sèvres est une structure hôpital de jour rattachée au Centre Hospitalier Henri Laborit de Poitiers. Elle correspond à la définition de l'hôpital de jour du guide de planification en Santé Mentale de 1991 : «*Les hôpitaux de jour assurent des soins polyvalents individualisés et intensifs prodigués dans la journée et le cas échéant à temps partiel. L'hôpital de jour en Pédopsychiatrie est un centre où les enfants et les adolescents qui souffrent de troubles psychiatriques sérieux (psychoses, névroses et inadaptations graves) bénéficient en un même lieu et de façon concertée d'actions médicales, éducatives et pédagogiques. Il laisse son rôle au milieu familial où l'enfant retourne chaque soir et permet d'espérer pour celui-ci une réintégration dans le dispositif scolaire habituel*».

La mission et le projet de cette unité sont de répondre aux besoins des enfants présentant des troubles complexes du langage oral du département de la Vienne, âgés de 4 à 12 ans, en leur fournissant un maximum de moyens augmentatifs à la communication et en les replaçant dans une position de locuteurs. « A l'intérieur du cadre institutionnel, la trame n'est ni achevée, ni fixée, elle doit sa dimension thérapeutique à sa mobilité et ses polarisations multiples » (Misès [92]). Ainsi, la créativité de chacun est en jeu. La création de situations de soins diversifiés est encouragée.

L'unité est située sur la commune de Sèvres Anxaumont, à 13 km de Poitiers dans le département de la Vienne, à proximité d'un centre de loisirs, un parc animalier et d'une maison de retraite. Elle peut accueillir 6 à 8 enfants à temps complet, de 9h à 16h, du lundi au vendredi (à l'exception des sept semaines de congés par an).

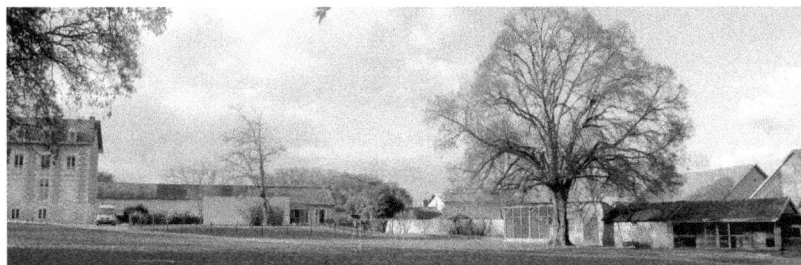

Figure 3. Locaux de l'unité de Sèvres Anxaumont

L'équipe est constituée d'un responsable d'unité praticien hospitalier pédopsychiatre, d'un cadre de santé, d'un cadre supérieur de santé, de deux infirmiers, d'une éducatrice spécialisée, d'une orthophoniste, d'une psychologue clinicienne, d'un professeur des écoles, d'une assistante sociale et d'une secrétaire médicale. Intervient également un pédiatre qui voit les enfants pour un bilan d'entrée et les suit de manière régulière. A cette équipe s'ajoutent des stagiaires (internes en psychiatrie, étudiants infirmiers, …).

L'admission se fait suite à la consultation médicale avec le pédopsychiatre. Le recrutement est réalisé à travers le Centre Référent Trouble du Langage (CRTL) de Poitiers vers lequel les enfants sont orientés en seconde intention par les professionnels (orthophonistes, psychiatres) qui les prennent en charge lorsque les troubles sont trop complexes ou résistent aux prises en charge habituellement proposées. Ces enfants, en général, n'ont pas pu s'inscrire dans un cursus scolaire normal ou en ont été exclus.

Avant leur admission dans l'unité, on s'assure qu'il n'y ait aucune déficience instrumentale (surdité, mutisme congénital, retard intellectuel). Des bilans (orthophonique, psychologique, pédiatrique, génétique) sont réalisés afin d'éliminer toute autre pathologie.

Lorsque la proposition d'une hospitalisation est faite, les parents peuvent venir visiter le centre avec leur enfant. Cette visite a pour but des les rassurer et de dédramatiser l'aspect hospitalier. Ils rencontrent les professionnels et les autres enfants. La structure a été conçue pour être la plus accueillante possible, en accord avec les recommandations de Delion sur la qualité d'accueil dans l'institution. Une période d'observation peut être proposée avant la décision d'une hospitalisation.

Il existe deux places en famille d'accueil thérapeutique pour les enfants suivis sur l'unité de Sèvres si besoin.

Après la période d'observation, un projet de soins individualisé est élaboré par l'équipe multidisciplinaire. Ce projet global prend en compte les différents besoins de l'enfant concernant le champ médical, psychologique, éducatif et pédagogique. Il se fait en collaboration avec l'environnement familial, social et scolaire.

Les soins font intervenir l'équipe, le soignant et les situations de soins. Pour Hochmann [95], il n'y a pas de soins sans situation de soins. « *Les situations proposées ne sont des soins que parce qu'elles sont pensées comme telles et définies dans un cadre de lieu, de temps et d'action* ». Il s'agit d'interventions réfléchies, de soins intensifs axés sur la communication et la structuration de la pensée.

Pour ce faire, le soignant dispose de ses compétences cliniques lui permettant d'observer, d'analyser et de proposer des situations adaptées à chaque patient. Le dossier du patient est également un outil important dans lequel chaque membre de l'équipe pluridisciplinaire consigne ses observations. Enfin, des réunions de synthèse permettent, au vu des différentes observations, d'élaborer des stratégies de soins ou de les réajuster au cours de l'hospitalisation. Ces synthèses cliniques sont régulières, une fois par trimestre. Celles de fin d'année permettent d'étayer les orientations.

## 2. Missions de l'équipe

Les missions de l'équipe consistent à :

➢ Rassurer l'enfant et le mettre en situation de confiance afin de le resituer comme un locuteur à part entière, en favorisant son plaisir à communiquer, en stimulant son activité de penser et de parler et en favorisant son intégration socio-culturelle ;

➢ Permettre le développement de son activité cognitive et langagière en favorisant l'expression de sa pensée, le travail de liaison avec la famille et le travail pédagogique.

L'expression de sa pensée est favorisée par la mise en place d'outils augmentatifs de la communication. Le travail de liaison avec la famille permet son implication dans les techniques de communication non verbale proposées à leur enfant. Le travail pédagogique vise une intégration scolaire soit en milieu ordinaire soit en CLIS pour enfant dysphasique.

Cette prise en charge permet également de redonner du sens à la communauté familiale, de redonner la parole aux parents qui vont pouvoir à nouveau avoir un rôle ressource auprès de leur enfant. Le but est d'augmenter la qualité des échanges sociaux, de mieux comprendre la parole de l'enfant et de lui redonner une qualité de vie. Cela permet de relancer l'auto-narrativité, possible qu'avec la participation des parents. Le langage ayant ici une valeur de socialisation, il est plus facile pour l'enfant de se l'approprier.

Les enfants présentant des troubles complexes du langage oral éprouvent des difficultés à organiser leur pensée, à structurer leur monde interne, à se représenter, à symboliser, à mentaliser, à communiquer et parfois même à comprendre. Les activités proposées vont leur permettre d'acquérir des outils pour les aider à surmonter ces difficultés. Pour cela, l'équipe dispose de plusieurs moyens comme les activités psycho-socio-thérapeutiques. Il s'agit de soins individuels ou groupaux repérés par la permanence et la cohérence d'un ou plusieurs soignants. Ces soins sont situés dans le temps et l'espace. Ils sont propices à l'expression de la pensée par différents moyens de communication verbale ou non verbale.

Les soins proposés reposent sur une vie de groupe permettant à l'enfant de se repérer à travers des activités socialisantes, éducatives, rééducatives et psychodynamiques. Le groupe est alors un moyen pour ces enfants de reprendre confiance dans la relation à l'autre surtout lorsqu'ils ont connu des situations d'intégration sociales difficiles auparavant. Pour cela, l'équipe utilise des ateliers à médiations thérapeutiques (pictogrammes, atelier verbo-tonal, atelier conte, motricité, activité animaux, arthérapie, les percussions, atelier chant, …).

Le quotidien s'organise avec l'alternance de temps de vie de groupe, d'activité à visée thérapeutique de groupe et de prises en charge individuelle. Chaque professionnel intervient sur son domaine de compétence et également comme co-animateur d'activité de groupe.

Pour Bruner [64], le langage est un moyen de communication qui permet d'agir sur autrui, de partager l'attention ou des réalités. Or, lorsqu'il est déviant et fait sévèrement défaut comme c'est le cas des enfants pris en charge à Sèvres, il faut trouver d'autres moyens de communiquer et de relancer le plaisir à partager, d'où l'importance des médiateurs. Le rôle du médiateur est de rendre la rencontre possible, de permettre à chacun de trouver un espace commun, une zone partageable avec des éléments de ressemblance. A partir de cette ressemblance, chacun va aussi expérimenter sa propre forme, sa propre expression, sa différence, sa singularité. C'est ainsi que la médiation permet de se relier autant à l'autre qu'à soi même.

3.  Description d'une journée type

**Le temps d'accueil et la réalisation du tableau**

Une journée type commence par l'accueil des enfants à 9 heures avec un temps convivial autour d'un chocolat. Tous les enfants et tous les soignants sont présents autour de la table. C'est un temps de transition entre la vie familiale et la vie en groupe permettant d'échanger librement. Les enfants profitent de ce moment pour évoquer leur vie familiale. Puis les enfants réalisent un tableau avec des pictogrammes (outil intermédiaire au langage écrit) avec l'aide des adultes. Ce tableau est à la hauteur des enfants. Il s'agit de l'emploi du temps de la journée et du lendemain. Y figurent, les temps de groupes et de prises en charge individuelles, les temps de repas, les temps à la maison, les différents professionnels présents sur la journée et les responsabilités attribuées à chaque enfant. Ils peuvent le consulter entre les différentes activités de la journée. Ce support visuel permet aux enfants de se repérer dans le temps journalier et hebdomadaire, de donner du sens à l'écoulement du temps (déplacement linéaire de gauche à droite comme pour la lecture et l'écriture). Cela leur permet de mentaliser leur journée et représente une aide précieuse pour pallier aux difficultés d'organisation spatio-temporelle comorbides, décrites précédemment.

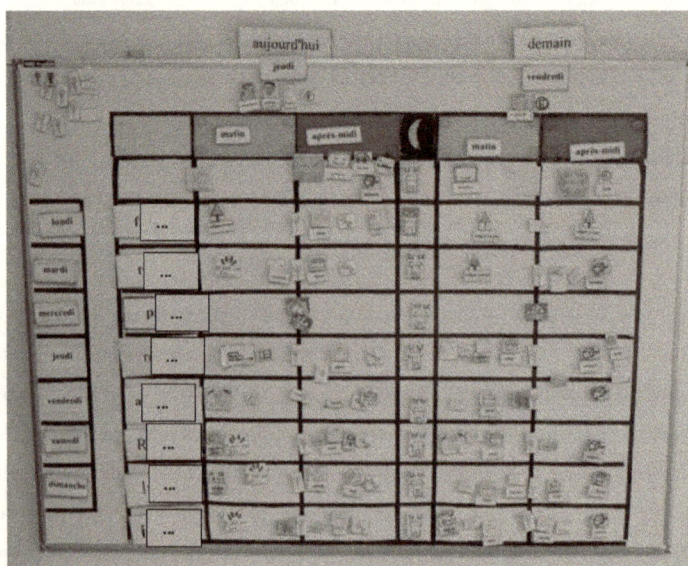

Figure 4. Emploi du temps des enfants de l'hôpital de Sèvres

Les pictogrammes utilisés sont spécifiques à l'unité. Ce sont des signes ou des dessins très simples, des symboles écrits plus proches du dessin que du mot, ayant une symbolique importante. Ils ont été créés par les enfants et les adultes. Ils ont été réalisés autour d'une histoire ou d'un fait quotidien qui sont porteurs de sens pour l'enfant. Les signes sont ensuite dessinés sur des étiquettes plastifiées aimantées afin d'être utilisés à volonté sur le tableau magnétique. Ils représentent les adultes, les enfants, la maison, les activités, les animaux, les lieux. Ce sont donc des symboles communs reconnus par le groupe. Pour les nouveaux venus n'ayant pas participé à l'élaboration, un apprentissage est nécessaire. Chaque membre de l'équipe bénéficie à son arrivée dans la structure d'une formation par le médecin, un compagnonnage par les autres membres pour se familiariser avec les pictogrammes. Cet outil est utilisé quotidiennement, à tout moment de la journée pour communiquer. Il permet ainsi de pallier au déficit du langage. Il sert de base pour les apprentissages (lecture et écriture). C'est un relais qui permet de donner du sens à la communication. Il peut se transformer peu à peu en mot pictogrammé. Le mot écrit est rajouté sous le pictogramme et sera reconnu seul par la suite. L'enfant se détache progressivement de l'image pour s'approprier l'écrit.

Pour J. Uzé, les enfants dysphasiques ont de grandes difficultés à organiser leur monde interne et structurer leur monde externe. La dysphasie, au-delà du trouble instrumental, signe, pour cet auteur, une élaboration insuffisante de la fonction de représentation du fait d'une pensée qui ne peut pleinement se déployer. Le repérage des tentatives de communication de l'enfant non parleur, pour communiquer sa pensée, sert à développer une sémiologie non verbale de la communication. Cette production d'indices, ayant valeur d'actes de pensée, est issue d'une association fortuite mais signifiante lors de l'échange interactionnel avec l'adulte. Ces indices peuvent être conventionnalisés. Sorte de protosignifiants linguistiques, ils permettent ainsi un travail de catégorisation nécessaire au développement de la pensée et du langage. Ces indices conventionnalisés sont susceptibles d'évoluer vers un degré plus grand d'abstraction, le pictogramme pouvant alors jouer ce rôle d'extension du concept. L'utilisation et la manipulation de pictogrammes fournissent à l'enfant des « médiateurs » constituant une « organisation de remplacement » lui procurant des ressources métacognitives. L'enfant devient alors capable, par un travail de représentation, de maîtriser l'organisation du monde externe dans ses dimensions temporo-spatiales et la mise en récit des évènements de sa vie quotidienne.

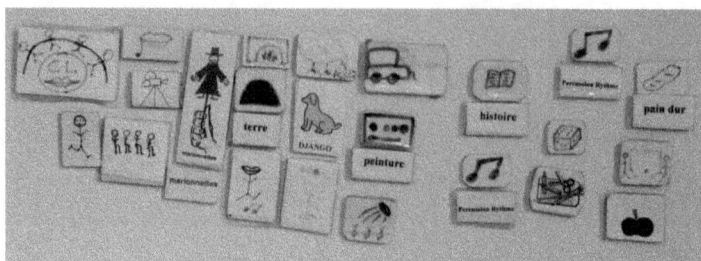

Figure 5. Exemples de pictogrammes utilisés sur les tableaux magnétiques

Après la réalisation du tableau, les enfants se rendent à leurs activités individuelles ou groupales.

**Le repas thérapeutique**

A midi a lieu le repas thérapeutique. Il regroupe à nouveau tous les enfants et les soignants. Moment de plaisir où chacun a l'espace qui va lui permettre de s'exprimer sur ce qu'il a fait ou va faire, ce qu'il voudrait faire, ce qui l'a marqué. Les enfants peuvent faire part de leurs interrogations, de ce qui les inquiète, les émerveilles ou les surprend. L'espace de parole est libre et tous les sujets peuvent être abordés. C'est un moment d'échange avec d'autres enfants lors duquel ils vont apprendre à respecter la parole des autres, à alterner l'écoute et la prise de parole. Les enfants se rassurent parfois entre eux, ils se soutiennent dans leurs difficultés.

Le repas est aussi un temps important pour les actions éducatives (lavage des mains, bonne tenue à table, laisser la part de l'autre, parler chacun à son tour), les enfants participant tous à tour de rôle pour mettre la table, la débarrasser etc... C'est aussi l'occasion pour les soignants d'intéresser les enfants à de nouveaux goûts et d'observer leurs habitudes alimentaires. Le repas qui est un moment de plaisir mais aussi un temps social où l'on demande à l'enfant de bien se tenir est suivi de moments plus détendus.

Le repas est plus ou moins suivi d'une sieste selon l'âge des enfants et de leurs besoins.

Des activités faisant partie de la vie quotidienne sont proposées aux enfants chaque jour comme d'aller chercher le courrier, faire le tableau, la mise de couvert, la vaisselle. La distribution des tâches est faite selon les choix des enfants et les responsabilités figurent dans le tableau.

4. Activités de groupe

➤ **Atelier verbotonal** (l'équipe a bénéficié d'une formation en verbotonal collective) : il est destiné aux enfants les plus jeunes qui ont souvent un tableau articulatoire incomplet en reprenant le babille. Cet atelier est une approche corporelle, utilisant le rythme. Les mouvements du corps permettent de faciliter la production des sons. Cette activité permet de prendre conscience du caractère prosodique du langage. On agrandit au corps tout entier les mouvements microphonatoires. Le langage devient alors une production du corps.

➤ **Atelier conte** : il comprend trois soignants, toujours les mêmes. La stabilité organisationnelle permet de rassurer les enfants. Il se déroule en musique. Il débute par une période de calme qui précède la lecture du conte. Vient ensuite un temps d'expression et de dessin. Ces dessins sont à la fin partagés avec tous. Cet atelier permet de travailler la mémorisation, l'expression et le partage en groupe. Il utilise des contes simples rendant l'identification possible. Les soignants s'assurent de la bonne compréhension de ce qui est lu. On y travaille également la différence entre le réel et l'imaginaire. Enfin, les temps d'expression permettent de partager et d'exprimer les affects.

➤ **Groupe de parole** : il regroupe une fois par semaine, le jeudi après-midi pendant une demi-heure, tous les enfants, le pédopsychiatre, l'ensemble des soignants, les stagiaires et parfois l'enseignant spécialisé.
Le but du groupe de parole est de redonner une place de locuteur à l'enfant.
Le groupe, filmé, est animé par le pédopsychiatre qui débute la séance en nommant les présents et les absents. Il rappelle les consignes : dire ce qu'on a envie de dire même si c'est incorrect, la possibilité de se faire aider de mimes, de dessins, des camarades, respecter le tour de parole, écouter attentivement ses camarades. Puis, il donne la parole à chaque enfant à tour de rôle afin que chacun puisse s'exprimer librement.
Le but de cette activité est de resituer l'enfant en tant que locuteur malgré ses difficultés d'expression. Elle leur permet d'actualiser leur pensée quelque soit le moyen employé. Le pédopsychiatre invite les enfants, avides de s'exprimer, à réfléchir, à prendre conscience de leur pensée, avant d'utiliser les moyens mis à leur disposition pour l'exprimer. L'objectif est de redonner le goût de penser et d'élaborer leurs pensées, permettant ainsi une réactivation psychique.

➢ **Support vidéoscopique** : c'est un outil augmentatif de l'observation et de l'évaluation des interactions verbales, non verbales et du développement psychomoteur. C'est également un outil de distanciation permettant de se voir a posteriori, de visualiser à plusieurs, d'analyser en fonction des compétences de chacun et de voir les évolutions ou régression à des périodes différentes. A l'unité de Sèvres, il est systématiquement utilisé lors du groupe de parole. Il sert également lors d'ateliers ponctuels à l'occasion desquels les enfants réalisent eux-mêmes des films.

➢ **Théâtre** : Il est animé par l'instituteur et l'éducatrice et s'adresse à tous les enfants. Il a lieu une fois par semaine. La séance débute par des jeux de respiration, un travail sur le souffle, des exercices de détente permettant une écoute corporelle. Les enfants mettent en scène une situation improvisée à partir d'un thème donné au début de chaque séance. Par exemple, en 2012, le groupe a travaillé sur les différentes émotions. Il a également détourné le sens d'un objet pour en faire un jeu du « faire semblant ». Le but est de s'exprimer devant un groupe, de prendre plaisir à cette expression à travers le jeu, de travailler les interactions, l'écoute de l'autre et la prise de conscience de l'autre. Cet atelier stimule l'imaginaire, la gestion des émotions. La consigne de ne pas se moquer permet de jouer sans peur du regard des autres, dans un climat de bienveillance.

➢ **Chant** : cette activité utilise des comptines usuelles que l'enfant pourra partager avec sa famille et d'autres enfants. Il permet de travailler la mémorisation, la coordination, le partage.

➢ **Rythme et percussions** : les enfants s'accordent sur un rythme donné, laissant exprimer leur créativité artistique tout en travaillant la coordination.

➢ **Motricité** : cette activité a lieu toutes les semaines au dojo municipal et concernent tous les enfants. Elle est animée par deux soignants. Les enfants ont une tenue vestimentaire adaptée. Cet atelier leur permet de prendre conscience de leur corps, de le découvrir et de le sentir fonctionner. Ce travail de corps ressenti et vécu peut leur permettre d'acquérir de nouveaux repères, de situer leur corps dans l'espace, de développer les notions de vitesse, rythme, distance, force, équilibre, adresse et coordination des mouvements. Dans cette séance, un temps est consacré aux jeux collectifs. De plus, cette activité sert à développer la compréhension des consignes, les capacités d'imitation et de concentration.

➢ **Soins aux animaux** : il s'agit d'une des spécificités de l'unité, avec les animaux du parc animalier comprenant des cochons d'inde, des poules, un cochon, deux ânes et un poney. C'est une activité bien repérée dans le temps et l'espace, qui a lieu deux fois par semaine pour la majorité des animaux et tous les jours pour le cochon. Elle sert de support à la mentalisation et à la projection. Elle permet de préparer les enfants à se projeter et d'anticiper le déroulement d'une action : penser à ramener du pain, préparer la pâtée, récupérer les clés, donner à manger... Elle constitue un support à un vécu commun d'action et est le prétexte à des échanges verbaux, tactiles, gestuels. Cette activité est utilisée pour développer la notion de la continuité de la vie et de la mort en utilisant la naissance, la mort et la reproduction des animaux. Les enfants apprennent également la notion de négociation (qui fait quoi dans l'activité) et à réguler les notions de compétition ou de rivalité.

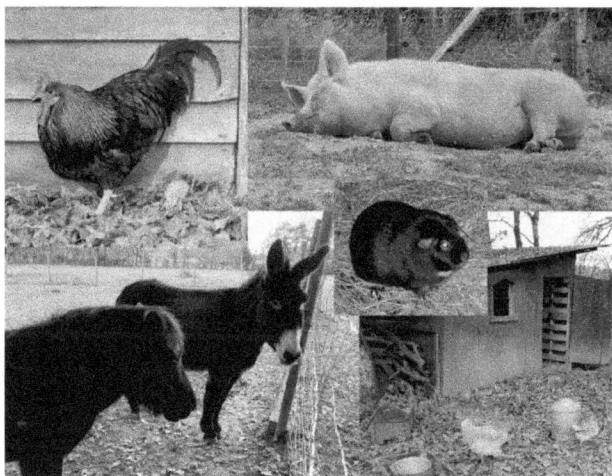

Figure 6. Les animaux de la ferme thérapeutique

➢ **Jardinage** : cette activité a lieu l'été. Des espaces dédiés à cet effet permettent aux enfants de faire pousser des légumes de saison et des herbes aromatiques qu'ils pourront déguster. Cette activité proche de la nature permet de travailler la coordination, l'anticipation, la responsabilisation et la patience.

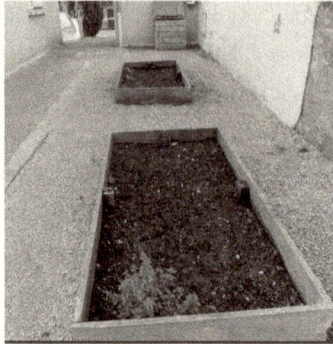

Figure 7. Bacs de terre pour l'atelier de jardinage

➢ **Activités scolaires** : les troubles du langage sont responsables de difficultés pour entrer dans les apprentissages. Le rôle de la classe va être de maintenir ou de récupérer le parcours scolaire. Les objectifs primordiaux comprennent l'apprentissage du langage oral et l'entrée dans le langage écrit.

La classe dispose de conditions de travail optimales (salle dédiée, cadre agréable, matériel neuf et adapté aux besoins des enfants, petit effectif). On y trouve entre autres un emploi du temps, des affiches colorées avec les noms des enfants et leur photo. Lorsque les enfants sont hospitalisés à temps plein, l'activité scolaire tient lieu de scolarité. Lorsqu'ils sont à temps partiel, l'instituteur a un rôle de lien avec l'école et continue d'avoir un rôle de soutien auprès de l'enfant. Il accompagne également l'enfant dans l'investissement de ce nouveau lieu.

Ces moments de classe représente la vie ordinaire au sein de l'hôpital et rassurent les parents.

Souvent, les enfants ayant des troubles du langage oral sévères ont connu des premières années de maternelle difficiles. L'instituteur va chercher à les rassurer et à leur redonner envie d'aller à l'école. La place dans le groupe permet également de redonner confiance à ces enfants.

Le professeur des écoles adapte les programmes nationaux aux difficultés particulières des enfants. Il fait régulièrement des évaluations pour faire les réadaptations nécessaires. Le travail en classe vise à renforcer les piliers du langage : la phonologie, la sémantique et la pragmatique. L'apprentissage de l'écriture est favorisé par tous les moyens. En effet, ce dernier permet d'améliorer le langage oral des enfants ayant une dysphasie. Le travail autour de l'écrit se fait à l'aide des livres, des écrits aux murs associés aux pictogrammes et des gestes spécifiques. Le projet de classe s'intègre au projet de service. Les ateliers théâtre et chant sont en commun avec le travail fait en classe et dans le reste de l'institution.

L'objectif ultime des activités scolaires est d'amener à un niveau de socle commun des compétences permettant une intégration scolaire progressive. Dans ce cas-là, l'enseignant et l'équipe soignante échange régulièrement avec leurs partenaires de l'école.

➢ **Journées thérapeutiques**

Elles comprennent de sorties au cinéma, des spectacles, des visites d'atelier... tous les enfants bénéficient de ces activités. Elles sont organisées de façon ponctuelle par les soignants en fonction de l'actualité des programmes destinés aux enfants. L'objectif de ses journées est de permettre aux enfants hospitalisés de se reconnaître dans les évènements et la réalité culturelle de leur âge. La socialisation est également un des objectifs visés.

> **Séjours thérapeutiques**

Deux séjours thérapeutiques sont proposés dans l'année, dont un en début d'année, afin d'appréhender plusieurs éléments : la gestion de l'autonomie de l'enfant, le ressenti de l'absence par la séparation et sa représentation (pensée et langage), l'intégration au groupe et le partage d'expériences communes diverses liées à la vie quotidienne et au voyage.

Le séjour se déroule en général sur cinq jours, du lundi au vendredi. L'organisation est à la charge du personnel soignant (recherche du lieu, autorisations, moyens matériels, activités). Un lien épistolaire est favorisé. Les parents sont rassurés par l'équipe restée sur place : secrétaire, psychologue, orthophoniste…

Les séjours thérapeutiques restent un moyen privilégié pour permettre d'évaluer les capacités de l'enfant à accéder à l'autonomie psychique et physique. Il sert également à réaliser une observation globale de l'enfant dans les diverses situations de la vie quotidienne (compétences, ressources, adaptation, autonomie, réaction face à la séparation). Il permet aussi d'intégrer les enfants accueillis récemment sur l'unité de soins en favorisant la cohésion du groupe. Le développement de situations communicationnelles et langagières les plus diversifiées sont recherchées tels que l'écriture et la lecture de courrier, la tenue d'un cahier de correspondance, des vidéos, des photos… Le déroulement du séjour est repris sous forme de pictogrammes. Il sert de support pour le langage et pour le récit.

Ces activités de groupe ne sont pas figées. Elles sont sans cesse réinventées par l'équipe et selon les situations qui se présentent. Ainsi, en 2012, des élèves de l'école de musique se sont proposé de travailler avec les enfants de l'unité de Sèvres pour monter un spectacle musical. Ce projet a permis aux enfants d'exprimer leur créativité à travers la musique, l'expression corporelle et… le langage.

5. Prises en charge individuelles

**Orthophoniste** : la rééducation, souvent intensive, est adaptée aux besoins et difficultés de chaque enfant comme détaillée dans la première partie de ce travail concernant la prise en charge rééducative. Des bilans réguliers permettent de réajuster la prise en charge.

**Psychologue** : la prise en charge psychothérapique individuelle est proposée en fonction des besoins de l'enfant. Elle peut faire suite à une prise en charge ultérieure à l'hospitalisation. La dysphasie peut être alors pensée comme un trouble de la fonction symbolique et comme une pathologie limite. Ce sont alors des angoisses dépressives, une insécurité interne, l'angoisse de perte et menace d'intrusion qui sont présentes au cœur de la problématique et qui vont être travaillées. Les moyens utilisés comprennent la pâte à modeler, le dessin, le jeu et la parole. La psychologue participe également à l'atelier thérapeutique groupal conte qui lui permet d'interagir avec l'ensemble des enfants.

La psychologue réalise aussi des entretiens familiaux qui lui permettent de travailler la place de l'enfant au sein de sa famille et les répercussions du trouble du langage dans la dynamique familiale. De plus, elle a parfois un rôle de soutien et de guidance parentale. Les entretiens familiaux peuvent aboutir à des indications de thérapies familiales. Des relais vers le CMP ou le CMPP (Centre Médico-Psycho-Pédagogique) sont organisés en fin d'hospitalisation s'il y a lieu de poursuivre la psychothérapie.

Au niveau institutionnel, elle a un rôle de soutien pour les différents professionnels lors de situation complexe. Elle peut être amenée à repérer des dysfonctionnements institutionnels qui seront travaillés lors des réunions.

**Pédopsychiatre** : les enfants rencontrent régulièrement le pédopsychiatre qui a pour eux un rôle d'écoute, de soutien et d'étayage. Cela permet également de noter les progrès réalisés dans leur globalité et l'évolution psychodynamique. De façon générale, le pédopsychiatre a un rôle de coordonnateur de la prise en charge de l'enfant.

Un temps de parole individuel informel avec un soignant peut être proposé aux enfants afin qu'ils puissent s'exprimer sur des évènements de vie dans le cercle familial, scolaire ou social, pour lesquels il lui est difficile de se confier devant les autres. Ce temps peut être sollicité par l'enfant s'il en ressent le besoin ou être proposé par les soignants s'ils en perçoivent la nécessité.

Si l'enfant nécessite une prise en charge psychomotricienne, celle-ci se fait au CMP.

6. Travail avec les familles

Les parents sont considérés comme de véritables partenaires dans la prise en charge de leur enfant. Une véritable alliance entre les parents et l'équipe se crée, basée sur la confiance et le respect du travail de chacun.

Le travail avec les familles se fait à différents moments, avant l'hospitalisation à travers l'accueil, la visite et la préparation à l'entrée mais aussi pendant l'hospitalisation sous forme de rencontres programmées, de rencontres ponctuelles informelles et par l'intermédiaire de l'agenda.

Les rencontres programmées ont lieu avec les différents professionnels tels que le médecin, l'orthophoniste, la psychologue, l'enseignant, l'infirmier, le cadre de santé. Les soignants rencontrent les familles au moins une fois par trimestre sur environ une heure. C'est l'occasion de partager des informations, des ressentis. C'est un temps utilisé pour resituer les parents dans leur rôle ainsi que la fratrie par un travail de réassurance. Il peut également s'agir de moments d'étayage et de guidance parentale pour certaines familles. Ces entretiens se font en présence de deux soignants qui interviennent l'un et l'autre comme locuteur et observateur. Ils ont ainsi un rôle de relais ressource l'un pour l'autre.

Il existe des rencontres quotidiennes ou d'autres plus ponctuelles et informelles, à l'arrivée et au départ de l'enfant ou lors d'appel téléphonique.

Il est nécessaire pour l'équipe, soucieuse de la qualité relationnelle, de faire preuve de souplesse et d'adaptation suivant les besoins et l'organisation familiale.

L'équipe effectue également des visites à domicile afin de travailler au plus de avec la famille, alliant observation et soutien.

Pour les enfants accueillis en famille thérapeutique, un suivi est organisé avec celle-ci.

Une réflexion sur la mise en place d'un temps d'échange, d'accompagnement privilégié entre les familles et l'équipe soignante est en cours, dans le cadre d'un projet d'éducation thérapeutique.

L'agenda permet le lien entre la famille et l'institution. L'enfant y raconte ce qu'il a fait avec des pictogrammes et des dessins que ce soit dans l'institution ou au niveau familial. Cela permet de leur redonner plaisir à se raconter et ainsi de s'inscrire dans une narrativité malgré les difficultés du langage. Les pictogrammes ont un rôle d'étayage et permettent une bonne compréhension. L'échange est ainsi facilité. Les enfants sont bien compris et cela leur donne envie de continuer à communiquer. L'agenda sert également de support pour la mémoire. Les enfants le relisent et racontent les évènements qui les ont marqués.

### 7. Réunions et synthèses

La vie institutionnelle est émaillée de plusieurs réunions :
- une réunion hebdomadaire avec les infirmiers, l'éducatrice et le cadre de santé ;
- une synthèse clinique le jeudi soir qui est également l'occasion pour l'équipe de partager des informations, que ce soit sur le fonctionnement institutionnel (sorties prévues, compte-rendu de réunions pédagogiques...) que sur les enfants ;
- une réunion institutionnelle par an.

Les soignants peuvent également rencontrer le médecin, le cadre, la psychologue ou le cadre supérieur à titre individuel à leur demande.

### 8. Travail avec les partenaires

La mairie de Sèvres-Anxaumont autorise l'accès au Dojo une fois par semaine et à la bibliothèque où les enfants se rendent ponctuellement.

La ferme de loisirs de Sèvres-Anxaumont permet un accès au parc animalier (poules, cochon, ânes, poney, chèvres, moutons, cochons d'Inde), les animaux étant le support pour des activités à médiation. Ce partenariat donne accès à des activités du centre de loisirs (jardins des sens) les mercredis après-midi et durant les vacances scolaires.

L'EHPAD de Sèvres-Anxaumont rend possibles des rencontres inter-générationnelles ponctuelles sur des thèmes particuliers, et un accès à la salle Snozelen (stimulation sensorielle). Les repas sont fournis par les cuisines de l'EHPAD.

Les écoles maternelles ou primaires (Sèvres, Dissay), la CLIS (CLasse pour l'Inclusion Scolaire) de Coligny Cornet à Poitiers sont également des partenaires réguliers.
Les temps scolaires sont, au début, partiels avec une intégration sur certains moments uniquement. Ils sont alors parallèles à la prise en charge scolaire de l'unité. Puis, l'intégration scolaire est totale lorsque l'enfant est prêt. Des rencontres régulières entre l'équipe de Sèvres

et des écoles permettent de réévaluer ces temps et de proposer les modalités d'une intégration optimale pour l'enfant en fonction de ses besoins spécifiques.

Il existe d'autres partenaires tels que la PMI (Protection Maternelle et Infantile), la PJJ (Protection Judiciaire de la Jeunesse), l'ASE (Aide Sociale pour l'Enfance), le système sanitaire (pédiatres, spécialistes…).

## 9. Devenir des enfants

Les enfants entrent à l'unité de Sèvres vers 4 ans. Ils sont le plus souvent hospitalisés à temps complet pendant deux ans. La sortie est général envisagée au début de la troisième ou quatrième année vers des écoles classiques, la CLIS pour enfants dysphasiques ou des IME (Institut Médico-Educatif). Des relais avec le CMP et le CMPP sont organisés en parallèle.
Un suivi médical au long cours est assuré jusqu'au collège, voire le lycée.

Il existe une seule classe CLIS pour les troubles spécifiques du langage dans le département de la Vienne. Elle se situe dans l'école de Coligny Cornet, à Poitiers. L'orientation est décidée par la MDPH. Actuellement deux enfants de l'unité de Sèvres y sont scolarisés.

Nous venons de voir un exemple de prise en charge institutionnelle de l'enfant ayant un trouble complexe du langage oral. Nous allons maintenant l'illustrer à travers une étude de cas et un commentaire de vidéo.

## III. UNE ETUDE DE CAS

### A. Observation

Victor D, né en 2004, a été hospitalisé de 2009 à 2012, sur l'unité pour enfants présentant des Troubles Complexes du Langage Oral de Sèvres Anxaumont (que nous appellerons l'unité de Sèvres dans la suite de notre observation).

**Situation familiale :**

M. D, le père de Victor est militaire. Mme D, mère de Victor travaille pour une entreprise nationale, basée dans les environs de Poitiers. Ils sont âgés d'une trentaine d'années. La famille habite dans une petite commune proche de Poitiers. Victor est le deuxième d'une fratrie qui comprend Amaury né en 2001 et Charlotte qui est née le 2009 après l'hospitalisation de Victor.

**Histoire développementale de l'enfant :**

Victor est né à terme, suite à une grossesse désirée qui s'est bien déroulée. L'accouchement a été difficile et a nécessité une césarienne pour décollement placentaire. Il n'y a pas eu de souffrance fœtale aiguë. Victor pesait 3,8 kg et sa maman l'a allaité pendant un mois. Il a été placé dans de bonnes conditions chez une assistante maternelle de l'âge de 3 mois jusqu'à son premier anniversaire ; il a été gardé de un à deux ans par son père, du fait de la disponibilité de ce dernier. Puis, il a été de nouveau confié à une assistante maternelle jusqu'à son entrée à l'école maternelle.

Victor a marché à 11 mois. Le développement psychomoteur s'est fait de manière harmonieuse. Victor est décrit comme un enfant agile et adroit. On note un développement tardif du langage avec apparition des premiers mots vers 18 mois et apparition très tardive de petites phrases mal construites et inintelligibles vers l'âge de 4 ans. Les parents se sont inquiétés très tôt de ce retard de langage. Il a été propre à 2 ans avec persistance d'une énurésie nocturne primaire intermittente jusqu'à l'âge de 4-5ans. Le sommeil a toujours été marqué par de nombreux réveils nocturnes ainsi que des réveils précoces.

Au niveau des antécédents médicaux personnels, on retrouve des otites moyennes aiguës de 6 mois à 2 ans ayant entraîné une baisse de l'acuité auditive, objectivée par de nombreux audiogrammes. Ces otites ont nécessité la pose d'aérateurs transtympaniques et une ablation des végétations à 3 ans.

Il n'y a pas d'antécédent familial de trouble du langage ni de difficulté des apprentissages. Victor est entré à l'école maternelle à trois ans. Il n'y a pas eu de difficulté de séparation. Il est décrit comme sociable avec ses pairs, ayant même une position de « leader ». Il manifeste de l'intérêt pour les activités. Ses troubles du langage préoccupent beaucoup son enseignante. En famille, Victor a des difficultés à se faire comprendre. Il a des réactions de colère lorsqu'il n'y arrive pas. Il est capable de jouer seul. Il a des jeux de faire-semblant appropriés. Il joue beaucoup avec son grand-frère Amaury qui a un rôle de référent à la communication et de « décodeur » intrafamilial. La mère de Victor décrit une bonne ambiance familiale malgré les colères de Victor.

Le papa de Victor travaillait, au moment de la première consultation, à Tours et ne rentrait que les fins de semaines. L'entourage familial est décrit comme très présents, les grands-parents maternels et paternels, très impliqués, gardent régulièrement Victor et son frère.

**Histoire des troubles** :
Victor a été adressé au CMPEA (Centre Médico-Psychologique pour Enfants et Adolescents) par l'orthophoniste et son médecin traitant fin 2008 pour des problèmes d'adaptation scolaire qualifiés de « dyslexie » ainsi que de troubles du comportement, l'enfant étant décrit comme opposant et coléreux en relation avec une rivalité intense vis-à-vis du grand frère.

Victor était alors scolarisé en moyenne section de maternelle et les enseignants proposaient un redoublement.

Le jour de la consultation, le suivi ORL faisait état d'audiogrammes normaux, les troubles du sommeil et du comportement persistaient, ainsi que l'énurésie, l'alimentation était sélective avec nécessité de deux biberons par jour. La vie familiale était marquée, également, par des colères d'opposition.

Concernant le langage, un suivi orthophonique avait été mis en place depuis la petite section de maternelle mais ce suivi et cette scolarisation n'ont pas permis au langage d'évoluer favorablement d'où l'inquiétude de l'entourage. Il n'a jamais été noté de problème de compréhension linguistique chez cet enfant.

L'examen de l'enfant le décrit comme réservé, souriant, capable de fixer le regard de l'adulte, de pointer, d'imiter l'adulte et d'utiliser des jeux de faire-semblant. Ces éléments permettent d'écarter l'hypothèse d'une pathologie autistique. Il répond volontiers aux questions mais reste inintelligible. Il fait usage d'une mimogestualité compensatrice. Il est persévérant pour se faire comprendre.

Suite à ce premier rendez-vous, des bilans psychologique, orthophonique et ORL sont demandés. L'enfant est très rapidement orienté vers le CRTL en février 2009 pour un avis concernant une orientation institutionnelle.

**Bilans initiaux** :

Le *bilan psychologique* réalisé en janvier 2009, à l'âge de 4 ans et 3 mois, montre un QI à 113 à la partie performance de l'échelle WPPSI (Wechsler Preschool and Primary Scale of Intelligence), des résultats homogènes traduisant une évolution relativement harmonieuse du secteur perceptif et moteur. Au niveau de la personnalité, il est mis en évidence des difficultés relationnelles et de communication dus aux troubles du langage.

Le *bilan orthophonique*, réalisé en janvier 2009 utilisant l'épreuve N-EEL (Nouvelles Epreuves pour l'Examen du Langage) met en avant les résultats suivants : retard massif à l'épreuve de dénomination et répétition ; épreuve de phonologie et mémoire : très déficitaire - 2 ET (écart-type); mémoire auditivo-verbale -2 ET ; répétition des phrases -2 ET ; compréhension de la morphosyntaxe très réduite ; compréhension de concepts liés à la position respective dans l'espace de deux objets ou d'un objet par rapport à un lieu, compréhension de concepts liés à des déplacements dans l'espace d'un ou plusieurs objets déficitaires ; notions abstraites de nombre, rang, couple bien comprises.
Le niveau de vocabulaire est difficile à évaluer à cause de l'inintelligibilité ainsi que l'expression spontanée et l'expression guidée. L'orthophoniste note l'utilisation de phrases simples, de phrases complexes introduites par « parce que » ainsi qu'une bonne appétence à la communication verbale et un respect de l'alternance.
Le diagnostic orthophonique retenu est « un retard de parole et de langage peut-être dues aux pertes auditives, interrogation sur le manque de progrès depuis l'amélioration de l'audition, questionnement sur un problème affectif de manque de volonté de grandir, guidance parentale et mesures de séparation prises insuffisantes ».

Le *bilan ORL* est normal ainsi que les audiogrammes.

**La consultation au CRTL** aboutit sur la proposition d'orienter Victor sur l'Unité des Troubles Complexes du Langage Oral de Sèvres afin qu'il bénéficie de stimulations langagières plus appropriées et d'une acquisition du langage écrit le plus rapidement possible. Cette décision est prise en concertation avec les parents dans la mesure où l'évolution actuelle était jugée préoccupante, l'orthophoniste mettant l'accent sur les difficultés psychologiques de Victor du fait d'une dépendance à l'adulte et les enseignants émettant déjà l'idée que Victor ne pourra pas accéder au CP avant qu'il ait une bonne maîtrise du langage oral.

Victor a été admis sur l'unité de Sèvres en Mars 2009.

**Année scolaire 2009/2010**

Victor a fait preuve d'une bonne adaptation sur le groupe de Sèvres. C'est un enfant qui a un bon repérage temporospatial et qui va se montrer très appliqué dans tout ce qui lui est proposé. On confirme la bonne compréhension des consignes et le fait que nous n'avons pas été confrontés à des troubles du comportement depuis son entrée sur la structure.

Concernant la communication orale, c'est un enfant qui cherche à se faire comprendre et qui bénéficie pleinement de toutes les médiations qui lui sont proposées, son langage oral étant tout au long du premier trimestre inintelligible.

On constate, au cours de l'année, que c'est un enfant qui présente une bonne appétence pour la scolarisation au sein de l'unité, qui s'intéresse manifestement au graphisme et qui, sur un plan général, semble du niveau de grande section de maternelle sauf, bien évidemment, au niveau du langage oral.

La prise en charge en orthophonie confirmera sa parfaite compréhension lexicale des énoncés et que si le trouble phonologico-syntaxique apparaît très sévère, on ressent chez Victor beaucoup de potentialités du fait de l'effet positif de l'étayage.

Au fil des mois, il semble important à l'équipe de l'intéresser au langage écrit et dès la fin de l'année scolaire est réalisé le projet d'une intégration partielle sur la CLIS des enfants dysphasiques de l'école Coligny Cornet.

Tout au long de l'année, il y a de nombreux échanges avec la famille à travers les différentes rencontres programmées et informelles, ainsi qu'à travers l'agenda. Il en ressort une évolution très positive des échanges conversationnels. Victor n'hésite pas à échanger avec son entourage, à reformuler, à s'aider par les gestes. Il a fait de grand progrès au niveau de l'expression. Les parents font part également d'une bonne intégration sur l'unité de Sèvres, Victor y allant avec envie. Il est décrit comme plus ouvert et plus disponible. Il demande à ce qu'on lui raconte des histoires.

**Année scolaire 2010/2011**

Victor s'exprime très facilement sur le groupe même s'il reste difficilement compréhensible et entretient de bonnes relations avec les autres enfants. C'est un garçon qui est attentif et appliqué dans toutes les activités qui lui sont proposées. L'intégration sur la CLIS des enfants dysphasiques se passe bien, à raison de trois demi-journées par semaine qui vont aller en augmentant au cours de l'année scolaire.

Concernant plus particulièrement son langage, on note une très bonne incitation verbale, l'enfant prenant de plus en plus de plaisir à exprimer sa pensée. On note des phrases de mieux en mieux encodées avec toujours des difficultés articulatoires et phonologiques, Victor essayant de s'appuyer de plus en plus sur la réalisation des adultes. On note une amélioration de la mémoire auditivoverbale mais un passage à l'écrit difficile amélioré par le support gestuel.

Sur un plan psychodynamique, c'est un garçon conscient de ses difficultés, qui semble moins dans la maîtrise mais qui est encore dans la peur de l'échec et le recours à la toute puissance.

**Année scolaire 2011/2012**

Victor présente toujours un comportement harmonieux sur le groupe, se montrant toujours très sensible et très coopératif aux propositions des adultes. S'il s'exprime toujours facilement et avec beaucoup de spontanéité, les progrès en intelligibilité sont manifestes, l'enfant prenant un plaisir évident en actualisant sa position de locuteur.

On note une très bonne intégration en CLIS à ¾ de temps avec déjà une intégration transversale en maths en CP ordinaire.

Devant les progrès manifestes sur le plan langagier et sur le plan des apprentissages, nous proposons, au cours de l'année, qu'une scolarisation à temps complet se fasse en septembre 2012. Suite aux échanges avec son institutrice, cette scolarisation se fera dans le cadre d'un CE1 ordinaire à l'école Coligny Cornet, afin de garder une proximité pédagogique avec la CLIS et également la présence d'une auxiliaire de vie scolaire (AVS), au moins pour l'année à venir.

La prise en charge orthophonique sera reprise en libéral.

La famille confirme les progrès évidents tant sur le plan langagier que sur le plan des apprentissages. Elle se dit très satisfaite de la prise charge de Victor. Les parents participent activement à toutes les décisions de prise en charge et d'orientation.

**Compte-rendu de prise en charge orthophonique (juillet 2012)** :

Victor a été admis sur l'unité de soins pour troubles complexes du langage oral en mars 2009 suite à la consultation du pédopsychiatre de l'unité de Sèvres et du CRTL, sur orientation d'un des pédopsychiatres du CMPEA Martin Luther King, pour retard persistant du langage associé à des particularités comportementales et relationnelles.

Avant son admission, il était suivi par une orthophoniste libérale, qui avait orienté la famille vers une consultation spécialisée en pédopsychiatrie compte tenu de l'absence de dynamique significative malgré une prise en charge précoce dès la petite section de maternelle.

Le bilan orthophonique réalisé lors de la période d'observation sur l'unité confirmait la persistance de troubles de la réalisation de la parole et du langage caractérisés par un syndrome phonologico-syntaxique, avec un phonétisme incomplet, un défaut d'intelligibilité de la parole, un agrammatisme, la compréhension du langage était bien préservée dans le cadre conversationnel et les situations ordinaires de communication. L'évaluation standardisée montrait un lexique passif diversifié et relatif à l'âge, la compréhension des relations topologiques et la compréhension de l'énoncé étaient discrètement déficitaires.

L'observation montrait également une hypospontanéité verbale mais une réelle appétence à l'échange dans une situation duelle et le recours fréquent à des moyens supplétifs de communication (gestes iconiques).

Par ailleurs, on relevait une volonté de maîtrise de la situation chez ce garçon anxieux et conscient de ses difficultés, très axé sur la performance, qui manifestait une intolérance à la frustration induite par ses contraintes propres ou imposées par le cadre.

La prise en charge orthophonique s'est poursuivie de façon plurihebdomadaire au sein de l'unité, en individuel et en groupe, avec utilisation de différents médiateurs : en 2009/2010, méthode verbotonale ; en 2010/2011, groupe pragma axé sur les aspects fonctionnels du langage (très investi par Victor) puis groupe entraînement phonologique en 2011/2012.

Dans le cadre de la prise en charge orthophonique, le travail d'apprentissage du langage écrit a été mis en place à l'aide de la méthode phonétique et gestuelle et de l'imprégnation syllabique.

Des évaluations standardisées ont été pratiquées cette année à l'aide de la batterie informatisée du langage oral d'une part et de l'épreuve d'identification du mot écrit (Timé 2) pour l'appréciation du niveau leximétrique d'autre part.

L'évaluation du langage oral en situation induite (janvier 2012) montrait des compétences relatives au niveau de scolarisation (profil CP) pour la compréhension de l'énoncé (utilisation de stratégies propositionnelles) et le lexique en réception malgré les difficultés gnosiques. En réalisation, le stock lexical est de bonne qualité mais les troubles phonologiques et dyssyntaxiques persistent.

Cependant, ils ne compromettent plus la fonctionnalité du discours de l'enfant qui montre une bonne spontanéité verbale et une sensibilité à l'étayage. Le travail d'apprentissage du langage écrit a été coûteux pour Victor, la passation de l'épreuve d'identification du mot écrit, Timé 2, en mars 2012, montrait un âge lexique de 78 mois. L'analyse qualitative des erreurs relevait une grande hétérogénéité, les erreurs les plus fréquentes concernaient les mots visuellement proches et les voisins orthographiques. Victor acceptait encore des mots non conventionnels, témoignant de difficultés à utiliser la voie d'assemblage.

L'observation clinique, en séance, montrait des progrès significatifs en fin d'année avec un intérêt pour la production écrite notamment. L'évolution du langage de Victor, son intérêt pour les apprentissages, la bonne intégration sociale et scolaire ont permis d'envisager une scolarisation en CE1 pour la rentrée scolaire prochaine avec attribution d'un(e) AVS et poursuite de la prise en charge orthophonique en libéral.

**Compte-rendu psychologique** :

Victor a bénéficié d'une prise en charge groupale au cours de l'année scolaire 2010-2011. Il évolue progressivement dans ses capacités de verbalisation. L'appui sur ses pairs lui permet d'aborder ses peurs, ses angoisses et sa relation à ses parents. Il a même parfois un rôle moteur dans le groupe. Il investit de plus en plus le dessin.

Il refuse les entretiens individuels jusqu'à l'entretien conjoint avec sa mère où elle évoque les conflits à la maison pour les devoirs.

De septembre 2011 à juin 2012, les entretiens hebdomadaires lui permettent d'élaborer progressivement la problématique de perte et de séparation ainsi que la différenciation entre réel et imaginaire. Il est beaucoup moins défensif (moins dans le contrôle et la maîtrise de ses émotions). Il dessine et fait des constructions en papier dans le plaisir d'imaginer, de créer et de penser.

**Compte-rendu infirmier/éducatif d'hospitalisation** :

A son arrivée en mars 2009, Victor à 4 ans. Il s'intègre très rapidement dans le groupe d'enfants et fait preuve d'une très bonne compréhension malgré ses troubles du langage. Victor investit massivement les différents outils augmentatifs à la communication proposés par le service et réalise de réels progrès.

Tout au long de son hospitalisation, Victor a pu bénéficier d'activités thérapeutiques en groupe et en individuel. Ces activités ont pour objectif d'aider, de faciliter la communication de Victor, elles se déclinent par les pictogrammes, l'activité verbotonale, l'activité mime, le groupe de paroles, l'atelier contes, l'atelier vidéo, l'activité théâtre mais aussi les activités à médiation animale et les séjours thérapeutiques organisés par le service deux fois par an. Toutes ces activités s'inscrivent dans un contexte institutionnel qui tente de redonner à l'enfant sa place de locuteur.

Victor a poursuivi sa scolarité au sein même de l'unité dans une classe dirigée par un enseignant spécialisé.

La prise en charge médicale a été assurée par le pédopsychiatre de l'unité tout au long de l'hospitalisation de Victor.

Cet environnement stimulant et structurant proposé par ce dispositif mis en place à Sèvres a permis à Victor de faire émerger des compétences et une véritable appétence pour les apprentissages.

Les parents de Victor sont restés très présents tout au long de la prise en charge de leur fils et porteur du projet de soins et du projet pédagogique. Devant cette évolution, une intégration progressive dans la CLIS de l'école Coligny Cornet a pu se mettre en place dès le mois de septembre 2010. Les temps scolaires à la CLIS de l'école Coligny Cornet vont s'accroître très rapidement tout au long de l'année scolaire et ce toujours en concertation avec l'équipe pédagogique de la CLIS, l'équipe de Sèvres et les parents de Victor.

Devant les progrès réalisés par Victor, l'enseignante de la CLIS propose aux parents et à l'équipe de Sèvres, une scolarisation à temps complet en classe de CE1 classique avec l'aide d'une AVS pour la rentrée 2012/2013. Victor est sorti de Sèvres le 13 Juillet 2012. Sa rentrée est prévue en CE1 à l'école Coligny Cornet.

Les dernières nouvelles de Victor rapportent une très bonne intégration scolaire sans difficulté particulière.


B.  Commentaire de vidéo

Nous utilisons une vidéo qui a été réalisée par le pôle E, pôle Universitaire de Psychiatrie de l'Enfant et de l'Adolescent du centre Hospitalier Henri Laborit de Poitiers, projeté à l'occasion de la Cinquième Journée du Centre Référent des Troubles du Langage de Poitiers, en octobre 2012.

Cette vidéo retrace l'histoire de l'hospitalisation de Victor à travers l'atelier thérapeutique du groupe de parole, décrit précédemment. Ce groupe est animé par le Dr. Uzé, pédopsychiatre. Tous les enfants pris en charge sur l'unité de Sèvres y sont présents, ainsi que tous les professionnels présents ce jour là. Un soignant filme le groupe.

Le but du groupe de parole est de redonner une place de locuteur à l'enfant, en l'occurrence à Victor.

**Description de la vidéo** :

Séquence 1 : Victor a 4 ans et demi et vient d'être hospitalisé sur l'unité de Sèvres. Dans les premières séquences de la vidéo, on le voit timide et réservé. Il a cependant un regard expressif avec une volonté de communiquer. Il est attentif à ce qui se passe autour de lui. On note une certaine instabilité psychomotrice, son corps et ses membres sont en mouvement. Il s'accroche à son T-shirt ou met ses doigts dans sa bouche. Son langage est inintelligible, les phrases sont absentes. On ne comprend que quelques mots isolés comme « bébé » ou « papa ». Dès qu'il voit qu'il n'est pas compris, son visage s'éteint et le ton de sa voix baisse. Cependant, il ne se décourage pas, il persévère dans certaines répétitions jusqu'à être compris par les autres. A plusieurs reprises, ses propos sont reformulés par ses camarades et par les soignants.

Séquence 2 : dans cette séquence, Victor demande la parole. Son visage est toujours très expressif mais il n'arrive pas à mettre en mots sa pensée. Cette difficulté est nommée avec les autres enfants et dédramatisée avec bienveillance. Il est alors invité à réfléchir et à refaire une tentative ultérieurement.

Séquence 3 : pour annoncer la naissance de sa petite sœur, Victor demande la parole mais reste inintelligible. On constate toujours les mouvements des mains et des avant-bras. A l'aide des reformulations, il parvient à partager la nouvelle.

Séquence 4 : Victor dessine pour structurer son récit. Il y est encouragé par le Dr Uzé, qui demande aux autres enfants de l'écouter et de le laisser aller au bout de son récit.

Il utilise des séquences de couleurs différentes pour représenter différents moments. Il dessine sa venue au centre en voiture avec son père. Il utilise une autre couleur pour représenter son père revenant le chercher. Une troisième couleur représente leur départ du centre et l'arrivée à la maison où l'on retrouve les autres membres de sa famille.

Séquence 5 : à 5 ans et 1 mois, Victor fait le récit d'une journée d'un séjour thérapeutique, à l'aide d'une frise chronologique faite de pictogrammes et de dessins.

Séquence 6 : à l'âge de 6 ans, Victor explique qu'il joue au rugby. On note toujours l'absence de phrase, mais les mots sont plus compréhensibles, le vocabulaire est plus riche. Il profite pleinement des reformulations proposées pour les confirmer ou les infirmer et ainsi préciser ses propos.

Séquence 7 : à 6 ans et demi, Victor essaie d'expliquer ce qu'est un poteau rentrant au foot. On note l'apparition des premières phrases, qui sont répétées jusqu'à être comprises. Le visage de Victor s'illumine lorsqu'il se sent compris à l'aide des reformulations. On le sent très attentif à la réaction des autres. Il s'aide de gestes, de mimes et de paroles pour expliquer à ses camarades.

Séquence 8 : Victor raconte son anniversaire avec la ruse de son oncle pour lui cacher ses cadeaux. Le discours est plus intelligible. Victor apparaît plus posé, plus à l'aise dans son corps. Sa gestuelle est plus adaptée au récit.

Séquence 9 : à 7 ans et 8 mois, Victor est très fier de lire devant le groupe un travail réalisé en classe.

Séquence 10 : Victor partage une bande dessinée qu'il a inventée. Il y raconte l'histoire d'un ours qui parle et qui va en ville dans l'appartement d'une dame. Il tente de lui dire bonjour mais grogne. Cette dernière appelle à l'aide car elle ne comprend pas le langage de l'ours. Il est invité à poursuivre…

**Interprétation de la vidéo**

Cette vidéo illustre le cheminement de Victor au sein de l'unité de Sèvres. Au début son discours est totalement inintelligible. Victor a des difficultés pour prendre la parole et a besoin d'encouragements. On note la sévérité du trouble phonologique et syntaxique à l'origine d'une souffrance psychique se traduisant par une certaine instabilité psychomotrice, un mal-être dans son corps malgré un sourire et une volonté de communiquer omniprésents. Les reformulations et les propositions par les soignants et ses camarades, l'utilisation des différents outils augmentatifs de la communication tels que les pictogrammes, les dessins, la mimogestualité, lui permettent progressivement de partager ses pensées avec la communauté. L'épanouissement et le plaisir de partager est clairement visible au fil des différentes séquences, aboutissant à un apaisement visible de son corps, un gestuel adapté au discours et un investissement croissant du langage.

Nous avons recueilli l'analyse de Mme Verdier-Gibello, psychologue psychothérapeute, sur le fonctionnement de ce groupe de parole.

Elle souligne l'importance de la façon de traiter le trouble du langage non pas comme un outil à réparer mais comme un trouble de la communication et de la relation à autrui. Elle y discerne une double composante : la défaillance instrumentale et les mécanismes défensifs mis en place pour la compenser, tels que la forte participation corporelle et sonore, l'évitement et la séduction. L'ensemble est travaillé d'emblée.

Elle note la simplicité et l'efficacité des interventions du pédopsychiatre dès la première séance, invitant l'enfant à être lui-même, présent, authentiquement sujet de son expérience. Elle met en avant la simplicité et la rigueur du dispositif thérapeutique qui comporte un cadre clairement signifié aux enfants :

> ➤ séparés, reliés et soutenus par la table, les enfants sont (relativement) soulagés de la participation corporelle qui compense habituellement le défaut de langage. On voit comment cette participation corporelle très intense au début va progressivement s'apaiser chez Victor tandis que l'on peut voir évoluer la prise de conscience d'une intériorité ;

> ➤ simplicité et clarté de la règle de fonctionnement qui signifie d'emblée la reconnaissance de la difficulté, la valorisation de la parole des enfants comme expression de leur pensée, le respect de la parole et de la pensée d'autrui. Il s'agit de comprendre et se faire comprendre.

Elle constate les particularités du rythme et du temps : à l'urgence chaotique de l'expulsion sonore (parfois bien plus importante que dans la vidéo présentée ici) succède peu à peu l'effort laborieux de l'explicitation de ce que l'on a à dire, pour laquelle " on peut prendre son temps".

Le groupe a une fonction d'étayage narcissique, comme auditoire, comme écho, comme miroir et comme témoin.

Elle conclue en soulignant l'importance de la fonction thérapeutique, quasi maïeutique, du pédopsychiatre, qui reformule sans trahir et contient en permanence les mouvements individuels et collectifs pour maintenir le groupe au repos.

C.  Analyse du cas clinique

Victor est un jeune garçon présentant précocement un trouble grave du langage. Nous retrouvons des antécédents ORL dans la petite enfance, comme décrits fréquemment dans la littérature.

Avant son entrée à l'unité de Sèvres, il présente de grandes difficultés en communication sociale responsables d'une souffrance psychique importante. Celle-ci se traduit par un trouble secondaire externalisé à type d'opposition et crises de colère au sein des milieux familial et scolaire. Ce défaut de langage, vécu douloureusement par l'enfant qui ne peut pas partager ses pensées, engendre une participation corporelle majeure avec agitation. Malgré une rééducation orthophonique, son langage ne progresse pas. Le système scolaire, en difficulté, ne trouve pas d'autre solution que de proposer un redoublement. Une telle atteinte du langage sans prise en charge adaptée, pourrait entraver le développement psychodynamique de l'enfant. Les différents bilans effectués permettent d'éliminer un déficit instrumental et les diagnostics différentiels.

Devant cette situation préoccupante, une prise en charge institutionnelle est proposée afin que Victor bénéficie de stimulations langagières appropriées et un apprentissage précoce du langage écrit.

L'hospitalisation à temps complet au sein d'une communauté formée d'enfants ayant des troubles de langages sévères et de professionnels formés, soutenants, patients, attentifs à leur problématique, permet à Victor de reprendre confiance en lui et de retrouver une place de locuteur. Le groupe joue ici le rôle de contenant, d'une enveloppe, d'un cocon. L'enfant est reconnu dans ses difficultés et sa souffrance psychique.

A l'aide d'outils augmentatifs multimodaux de la communication (pictogrammes, mimogestualité, dessins), de l'étayage apportée par le groupe et des professionnels compétents, dont il se saisit pleinement, Victor reprend plaisir à communiquer, à partager et mettre en mots ses pensées.

Les rencontres régulières avec sa famille permettent de les soutenir, de les conseiller, des les informer sur les difficultés de Victor et de leur permettre de reprendre un rôle soutenant.

La prise en charge institutionnelle multidisciplinaire et le travail avec la famille lui permet de se réinscrire dans une narrativité ainsi que de reprendre plaisir à penser, à élaborer et à partager ses pensées. Il évolue également d'un point de vue psychodynamique. Les troubles du comportement s'amendent très rapidement. Il est moins défensif et dans la maîtrise. Son entourage et les professionnels qui l'entourent remarquent son épanouissement. Sa création d'une bande-dessinée, traitant d'un problème de communication entre deux êtres différents, menant à une incompréhension et à la peur, témoigne à mon sens du beau chemin qu'il a parcouru. Au terme de sa prise en charge sur l'unité de Sèvres, il réintègre une scolarité ordinaire avec des aides et aménagements dans une classe d'élèves de son âge. Les dernières nouvelles de Victor font part d'une très bonne intégration scolaire.

Les témoignages recueillis auprès d'autres enfants hospitalisés sur l'unité de Sèvres, devenus des adolescents aujourd'hui, sont très positifs. Ils qualifient cette institution d'une « parenthèse heureuse » de leur vie, eu égard au vécu douloureux de leur parcours scolaire, social et familial, antérieur. La vie après l'unité de Sèvres, bien que facilitée par les nouveaux outils dont ils disposent, semblent émaillée de difficultés. Ils sont obligés de se battre quotidiennement pour que les aides et aménagements soient renouvelés. Cependant, certains réussissent un parcours scolaire exemplaire et envisagent des études supérieures.

A travers notre étude de cas, nous mesurons l'importance d'une prise en charge spécialisée et adaptée aux difficultés de l'enfant. Or, nous avons vu dans notre première partie que les professionnels des systèmes sanitaires et scolaires sont peu formés aux troubles du langage. Malgré la volonté gouvernementale, le plan d'action préconisé n'est pas appliqué tel qu'il devrait l'être, faute de moyens. En France, il existe peu de classes spécialisées pour les enfants ayant un trouble du langage oral sévère, certains départements n'en ayant aucune. De même, il existe très peu de structures sanitaires adaptées aux difficultés de ces enfants. C'est pourquoi, il est important que des moyens conséquents soient mis à œuvre pour améliorer la formation des professionnels, créer des classes et des structures sanitaires spécialisées, dépister et prendre en charge précocement ces enfants, dont l'avenir scolaire, familial, professionnel et surtout psychique est en jeu !

**CONCLUSION**

La dysphasie développementale est un trouble du langage oral, spécifique, sévère et persistant au-delà de 6 ans. Elle s'accompagne souvent de troubles du langage écrit et également de symptômes psychopathologiques liés au manque de communication. Les auteurs s'accordent à la caractériser par sa sévérité, son caractère durable, la déviance des productions orales. Elle a des répercussions sur la vie scolaire, sociale, familiale et l'avenir professionnel des enfants qui en souffrent. Un dépistage et une prise en charge précoces sont recommandés par tous les professionnels prenant habituellement en charge les enfants dysphasiques. Les pistes explicatives de ce trouble tendent vers une participation génétique et épigénétique (troubles ORL précoces, environnement). L'intrication de ces deux problématiques à des degrés divers, selon les individus, est responsable de troubles psychoaffectifs et touche l'enfant dans sa dimension psychodynamique et psychique. La place du pédopsychiatre prend alors tout son sens. Il s'agit d'aborder l'enfant d'un point de vue pluridimensionnel et de lui proposer une prise en charge multidisciplinaire. Lorsque le trouble est sévère, les prises en charge habituellement proposées ne suffisent plus et compromettent l'avenir scolaire, social, familial et psychique de l'enfant. Une prise en charge institutionnelle adaptée au trouble sévère du langage est alors nécessaire. L'hospitalisation complète au sein d'une communauté d'enfants ayant des troubles complexes du langage oral et de professionnels formés à cette problématique, permet à l'enfant dysphasique d'être reconnu dans sa souffrance, ses difficultés et de reprendre confiance en lui grâce à l'étayage qui lui est proposé. L'articulation de prises en charge individuelles et groupales, rééducatives, psychologiques, éducatives, médicales et pédagogiques ainsi que l'utilisation de moyens augmentatifs de la communication, tels que les pictogrammes, permettent de redonner à l'enfant une place de locuteur comme nous l'avons illustré à travers ce cas clinique. Le travail pédagogique, en accord avec le projet institutionnel favorise l'apprentissage du langage écrit, connu pour améliorer le langage oral chez les enfants dysphasiques. Le travail primordial avec la famille à travers un étayage et une guidance parentale permet de prendre en compte sa souffrance, de la resituer dans son rôle auprès de l'enfant et d'en faire un acteur dans sa prise en charge. Un travail de réseau avec les différents partenaires, dont le système scolaire, aboutit à une intégration progressive dans le système scolaire ordinaire, plus ou moins spécialisé, avec des aides et des aménagements lorsque l'enfant est prêt. Ainsi, l'institution, en permettant à l'enfant de développer son langage dans une communauté, en lui fournissant des outils adaptés à ses difficultés, par l'articulation de soins, d'éducation et de pédagogie, lui procure des ressources métacognitives. Il devient alors capable, par un travail de représentation, de maîtriser l'organisation du monde externe dans ses dimensions temporo-spatiales et la mise en récit des évènements de sa vie quotidienne. Nous espérons que cela lui redonne le goût de penser et l'envie d'élaborer.

## BIBLIOGRPAHIE

[1] Définition du langage. Dictionnaire Larousse en ligne. http://www.larousse.fr/dictionnaires/francais/langage/46165, consulté le 12 mars 2012.

[2] Uzé J., Bonneau D. Aspects pédopsychiatriques des dysphasies : données médico-psychopathologiques. Enfance, 2004 ; 56 : p. 113-122.

[3] Soares-Boucaud I., Labruyère N., Jery S., Georgieff N. Dysphasies développementales ou troubles spécifiques du développement du langage. EMC - Psychiatrie 2009:1-19.

[4] Bursztejn C. Développement normal du langage et ses troubles. http://www.univ-rouen.fr/servlet/com.univ.utils.LectureFichierJoint?CODE=1096555088051&LANGUE=0, consulté le 15 avril 2012.

[5] Lecanuet J.P., Granier-Defferre M.C. Speech stimuli in the fetal environment Developmental neurocognition : speech and face processing in the first year of life Dordrecht: Kluwer Academic Publishers. 1993. p. 237-248.

[6] Eimas P.D., Siqueland E.R., Jusczyk P., Vigorito J. Speech perception in infants Science 1971 ; 71 : 303-306.

[7] Chevrié-Muller C. Troubles spécifiques du développement du langage. Dysphasies de développement Le langage de l'enfant, aspects normaux et pathologiques Paris: Masson (2000). 262-291.

[8] Marcelli D. Engagement par le regard et émergence du langage. Un modèle pour la trans-subjectivité. Neuropsychiatrie de l'Enfance et de l'Adolescence. 2009 ; 57(6) : 487–93.

[9] Bernicot J, Bert-Erboul A. L'acquisition du langage par l'enfant. Paris : In Press ; 2009. 49-70.

[10] De Boysson Bardies B. Comment la parole vient aux enfants Paris: Odile Jacob (1996).

[11] Ajuriaguerra, J. de, Jaeggi, A., Guignard, F., Kocher, F., Maquard, M., Roth, S., & Schmid, E. (1965).
Evolution et pronostic de la dysphasie chez l'enfant. Psychiatrie de l'Enfant, 8(2), 391-452.

114

[12] Diatkine, R., Van Waeyenberghe, M. Dysphasie. Psychiatrie de l'enfant. 1990 ; XXXIII(1), 37-91.

[13] Tomblin J.B., Records N.L., Buckwalter P., Zhang X., Smith E., O'Brien M. The prevalence of Specific Language Impairment in Kindergarten Children. J. Speech Lang. Hear. Res. 1997 ; 40 : 1245-1260.

[14] Verloes A, Escoffier E Dysphasies : aspects génétiques Les dysphasies Paris: Masson (2003). 17-22.

[15] Ringard J.C. A propos de l'enfant dysphasique et de l'enfant dyslexique. 2000 : http://www.education.gouv.fr/rapport/ringard/som.htm, consulté le 13 juin 2012.

[16] Delahaie M. L'évolution du langage chez l'enfant. De la difficulté au trouble. Paris : INPES; 2004.

[17] Veber F, Ringard J.C. Plan d'action pour les enfants atteints d'un trouble spécifique du langage ; 2001.

[18] American Psychiatric Association, DSM-IV-TR. Manuel diagnostique et statistique des troubles mentaux. (Version internationale, Washington DC; 2000). Traduction française par Guelfi J.D. et al. Issy les Moulineaux : Masson ; 2003.

[19] Organisation Mondiale de la santé, CIM-10/ ICD-10. Classification Internationale des Troubles Mentaux et des Troubles du Comportement, dixième révision, Paris : Masson; 1994.

[20] Rispens J, Van Yperen TA. How specific are « specific developmental disorders »? The relevance of the concept of specific developmental disorders for the classification of childhood developmental disorders. Journal of Child Psychology and Psychiatry and allied disciplines 1997; 38: 351-363.

[21] INSERM. Expertise collective. Dyslexie, dysorthographie, dyscalculie : bilan des données scientifiques. Paris: INSERM Editions; 2007.

[22] Botting N. Non-verbal cognitive development and language impairment. Journal of child psychology and psychiatry and allied disciplines 2005; 46: 317-326.

[23] Skuse D. The relationship between deprivation, physical growth and the impaired development of language. In: Fletcher P. Hall D. Specific speech and language disorder in children: correlates, characteristics and outcomes. London: Whurr Publishers ; 1992. p. 29-50.

[24] Billard C. Dépistage des troubles du langage oral chez l'enfant et leur classification. EMC psychiatrie/Pédopsychiatrie. 37-201-D-10. Paris: Elsevier Masson SAS; 2007.

[25] Rapin I., Allen D.A. Developmental Language disorders : nosologic considerations. In U. Kirk (Ed.), Neuropsychology of Language, Reading and Spelling. New York: Academic Press; 1983: 155-184.

[26] Gérard C.L. L'enfant dysphasique Bruxelles: De Boeck Université ; 1993.

[27] Bishop D.V. Autism and specific language impairment: categorical distinction or continuum? Autism: neural basis and treatment possibilities. Novartis Foundation Symposium 251 Chichester: John Wiley (2003). 213-226.

[28] Gauger L.M., Lombardino L.J., Leonard C.M. Brain morphology in children with specific language impairment J. Speech Lang. Hear. Res. 1997 ; 40 : 1272-1284.

[29] Herbert M.R., Ziegler D.A., Deutsch C.K., O'Brien L.M., Kennedy D.N., Filipek P.A., et al. Brain asymmetries in autism and developmental language disorders: a nested whole-brain analysis Brain 2005 ; 128 : 213-226.

[30] Chiron C., Pinton F., Masure M.C., Duvelleroy-Hommet C., Leon F., Billard C. Hemispheric specialization using SPECT and stimulation tasks in children with dysphasia and dystrophia Dev. Med. Child. Neurol. 1999 ; 41 : 512-520.

[31] Stromswold K. Genetics of spoken language disorders Hum. Biol. 1998 ; 70 : 297-324.

[32] Bishop D.V., Bishop S.J., Bright P., James C., Delaney T., Tallal P. Different origin of auditory and phonological processing problems in children with language impairment: evidence from a twin study J. Speech Lang. Hear. Res. 1999 ; 42 : 155-168.

[33] Lewis B.A., Thompson L.A. A study of developmental speech and language disorders in twins J. Speech Hear. Res. 1992 ; 35 : 1086-1094.

[34] Bishop D.V., North T., Donlan C. Genetic basis of specific language impairment: evidences from a twin study Dev. Med. Child Neurol. 1995 ; 37 : 56-71.

[35] Leonard L.B. Is Specific language impairment a useful construct? Advances in applied psycholinguistics New York: Cambridge University Press (1987). 1-39.

[36] Rapin I., Dunn M. Update on the language disorders of individuals on the autistic spectrum Brain Dev. 2003; 25 : 166-172.

[37] O'Brien E.K., Zhang X., Nishimura C., Tomblin J.B., Murray J.C. Association of specific language impairment (S.L.I.) to the region of 7q31 Am. J. Hum. Genet. 2003 ; 72 : 1536-1543.

[38] Hurst J.A., Baraitser M., Auger E., Graham F., Norel S.V. An extended family with a dominantly inherited speech disorder Dev. Med. Child Neurol. 1990 ; 32 : 352-355.

[39] Bishop D.V., Hardiman M., Uwer R., von Suchodoletz W. Atypical long-latency auditory event-related potentials in a subset of children with SLI Dev. Sci. 2007 ; 10 : 576-587.

[40] Tallal P., Miller S., Bedi G., Byma G., Wang X., Nagarajan S.S., et al. Language comprehension in language-learning impaired children improved with acoustically modified speech Science 1996 ; 271 : 81-84.

[41] McArthur G.M., Hogben J.H., Edwards V.T., Heath S.M., Mengler E.D. On the 'specifics' of specific reading disability and specific language impairment J. Child Psychol. Psychiatry 2000 ; 41 : 869-874.

[42] Snowling M.J., Bishop D.V., Stothard S.E. Is preschool language impairment a risk factor for dyslexia in adolescence? J. Child Psychol. Psychiatry 2000 ; 41 : 587-600.

[43] Larney R. The relationship between early language delay and later difficulties in literacy Early Child Dev. Care 2002 ; 172 : 183-193.

[44] Bishop D.V., Snowling M. Developmental dyslexia and Specific language impairment: same or different? Psychol. Bull. 2004 ; 130 : 858-886.

[45] Leonard C.M., Lombardino L.J., Walsh K., Eckert M.A., Mockler J.L., Rowe L.A., et al. Anatomical risk factors that distinguish dyslexia from S.L.I. predict reading skill in normal children J. Commun. Disord. 2002 ; 35 : 501-531.

[46] Hill E.L. Non-specific nature of specific language impairment: a review of the literature with regard to concomitant motor impairments Int. J. Lang. Commun. Disord. 2001 ; 36 : 149-171.

[47] Bishop D.V. Motor immaturity and specific speech and language impairment: Evidence for a common genetic basis Am. J. Med. Genet. B. Neuropsychiatr. Genet. 2002 ; 114 : 56-63.

[48] Chéliout-Héraut F., Picard A., Bouskraoui M., Lacert P. Anomalies EEG, modifications du sommeil et dysphasies de développement Neurophysiol. Clin. 1999 ; 29 : 277-289.

[49] Landau W.M., Kleffner F.R. Syndrome of acquired aphasia with convulsive disorder in children Neurology 1957 ; 7 : 523-530.

[50] Cantwell D, Baker L. Children with communication disorder. Current Opinion in Psychiatry 1991; 4: 554-556..

[51] Danon-Boileau L. Les troubles du langage et de la communication chez l'enfant. Que sais-je? Paris: PUF; 2004.

[52] Mazeau M. Conduite du bilan neuropsychologique chez l'enfant Paris: Masson (2003). 41-70.

[53] Bideaud J, Houde O, Pedinielli J-L, Quadrige. L'homme en développement. Presses Universitaires de France - PUF; 2004 ; 256-260.

[54] Chomsky N. Syntactic Structures. 2nd ed. Walter de Gruyter; 2002.

[55] Laval V. La psychologie du developpement. Armand Colin ; 2011 ; 57-71.

[56] Vygotski LS. Pensée et langage. 3e ed. La Dispute; 1997.

[57] Bruner J-S. Le développement de l'enfant : Savoir faire, savoir dire. 8e édition. Presses Universitaires de France – PUF ; 2011.

[58] Chanquoy L., Negro I. Psychologie du développement. Hachette éducation ; 2004 ; 231-234.

[59] Rutter M., Mawhood L., Howlin P. Language delay and social development Specific speech and language disorders in children London: Whurr (1991). 63-78.

[60] Stothard S.E., Snowling M.J., Bishop D.V., Chipchase B.B., Kaplan C.A. Language-impaired preschoolers: a follow-up into adolescence J. Speech Lang. Hear. Res. 1998 ; 41 : 407-418.

[61] Beitchman J.H., Wilson B., Johnson C.J., Atkinson L., Young A., Adlaf E., et al. Fourteen-year follow-up of speech/language-impaired and control children: psychiatric outcome J. Am. Acad. Child Adolesc. Psychiatry 2001 ; 40 : 75-82.

[62] Botting N., Faragher B., Simkin Z., Knox E., Conti-Ramsden G. Predicting pathways of specific language impairment: what differentiates good and poor outcome? J. Child Psychol. Psychiatry 2001 ; 42 : 1013-1020.

[63] Billard C. Les dysphasies, le diagnostic et ses limites ANAE 2004 ; 76-77 : 23-26.

[64] Snowling M.J., Bishop D.V., Stothard S.E., Chipchase B.B., Kaplan C.A. Psychosocial outcomes at 15 years of children with a preschool history of speech-language impairment J. Child Psychol. Psychiatry 2006 ; 47 : 759-765.

[65] Franc S., Gérard C.L. Le devenir scolaire des dysphasiques Les dysphasies Paris: Masson (2003). 123-140.

[66] Monfort M., Juarez A. L'intervention dans les troubles graves de l'acquisition du langage et les dysphasies Isbergues: Ortho-édition (1996).

[67] Roussel M.H. Dépistage des troubles du langage en grande section : le protocole expérimental du Val-d'Oise. Mise en oeuvre et résultats 2003-2004 ANAE 2006 ; 87 : 75-78.

[68] Houlbert S. Prise en charge au collège des élèves présentant un trouble spécifique du langage (TSDL) ANAE 2006 ; 87 : 79-82.

[69] Lussier F., Flessas J. Neuropsychologie de l'enfant. Troubles développementaux et de l'apprentissage Paris: Dunod (2001).

[70] Auché-Le-Magny C., Drapeau A. Approche associative de la situation en France de la scolarité des enfants dysphasiques Les dysphasies Paris: Masson (2003). 141-156.

[71] Meuwis C. L'enseignement spécial en Belgique : quelle est la place de nos enfants dysphasiques dans cet enseignement ?ANAE 2004 ; 76-77 : 74-79.

[72] Henrion V., Nguyen P. Le dispositif UPI TSL ANAE 2006 ; 87 : 88-90.

[73] IGAS (Inspection Générale des Affaires Sociales n°2002 003), IGEN (Inspection générale de l'éducation nationale 2002 004). Enquête sur le rôle des dispositifs médicosocial, sanitaire et pédagogique dans la prise en charge des troubles complexes du langage. Janvier 2002.

[74] Loi n° 2005-102 du 11 février 2005 pour l'égalité des droits et des chances, la participation et la citoyenneté des personnes handicapées. Journal officiel n° 36, 12 février 2005. p. 2353.

[75] Michallet B., Boudreault P., Théolis M., Lamirande K. Dysphasie et fonctionnement familial ANAE 2004 ; 76-77 : 38-41.

[76] Danon-Boileau L. Les troubles du langage et son incidence sur la personnalité d'un enfant ANAE 2004 ; 76-77 : 98-102.

[77] Cohen N.J., Barwick M.A., Horodezky N.B., Vallance D.D., Im N. Language, achievement, and cognitive processing in psychiatrically disturbed children with previously identified and unsuspected language impairments J. Child Psychol. Psychiatry 1998 ; 39 : 865-877.

[78] Dupuis-Gauthier C, Guillén J, Beaune D. L'enfant dysphasique : un sujet en situation clinique. À propos de la prise en charge psychothérapeutique. Neuropsychiatrie de l'Enfance et de l'Adolescence. 2006 ; 54(8) : 396–400.

[79] Xavier J, Bigouret F, Chauvin D, Cohen D, Mazet P. Les troubles du langage de l'enfant : le point de vue du psychiatre. Journal de Pédiatrie et de Puériculture. 2005 ; 18(8):394–400.

[80] Cohen D, Lanthier-Gazzano O, Chauvin D, Angeard-Durand N, Bénozio R, Leblond N, et al. La place du psychiatre dans la prise en charge des troubles du langage chez l'enfant et l'adolescent. Neuropsychiatrie de l'Enfance et de l'Adolescence. 2004 ; 52(7):442–7.

[81] Golse B. Le point de vue du psychiatre. Archives de Pédiatrie. 1999;6, Supplement 2:S389–S391.

[82] Bernardi M. Langage et Soi verbal Des rapports entre pathologies limites et dysphasies graves chez l'enfant. L'Évolution Psychiatrique. 1999 Apr;64(2):349–59.

[83] Stern D.N. Le Monde interpersonnel du nourrisson Paris : PUF ; 1989. p 221 cité in [89].

[84] Gibello B. La Pensée décontenancée : Essai sur la pensée et ses perturbations Paris Cogito ; 1995.

[85]Delion P.Thérapeutiques institutionnelles. Encycl Méd Chir, Psychiatrie, 37-930-G-10, 2001,19 p.

[86] Freud S. La technique psychanalytique. Paris : PUF, 1975 : 140-141 cité in [92].

[87] Hochmann J. Troubles envahissants du développement : les pratiques de soins en France, La psychiatrie de l'enfant, 2011/2 Vol. 54, p. 525-574.

[88] Hochmann J. Soigner, éduquer, instituer, raconter. Histoire et actualité des traitements institutionnels des enfants psychiquement troublés, Revue française de psychanalyse, 2006/4 Vol. 70, p. 1043-1063.

[89] Lafforgue P., Petit Poucet deviendra grand : le travail du conte, Bordeaux, Mollat, 1995. cité in [87].

[90] Propp V., Morphologie du conte, Paris, Le Seuil, 1970. cité in [94].

[91] Kestemberg E., Jeammet P., Le Psychodrame analytique, Paris, puf, 1987. cité in [94]

[92] Misès R. Avènement et avatars du partenariat en santé mentale. Enfances & Psy. 2002;17(1):118.

RESUME

La dysphasie développementale est un trouble du langage oral, spécifique, sévère et persistant au-delà de 6 ans. Elle s'accompagne souvent de troubles du langage écrit et également de symptômes psychopathologiques liés au manque de communication. Les auteurs s'accordent à la caractériser par sa sévérité, son caractère durable, la déviance des productions orales. Elle a des répercussions sur la vie scolaire, sociale, familiale et l'avenir professionnel des enfants qui en souffrent. Un dépistage et une prise en charge précoces sont recommandés par tous les professionnels s'occupant habituellement d'enfants dysphasiques. Les pistes explicatives de ce trouble tendent vers une participation génétique et épigénétique (troubles ORL précoces, environnement). L'intrication de ces deux problématiques à des degrés divers, selon les individus, est responsable de troubles psychoaffectifs et touche l'enfant dans sa dimension psychodynamique et psychique. La place du pédopsychiatre prend alors tout son sens. Il s'agit d'aborder l'enfant d'un point de vue pluridimensionnel et de lui proposer une prise en charge multidisciplinaire. Lorsque le trouble est sévère, les prises en charge habituellement proposées ne suffisent plus et compromettent l'avenir scolaire, social, familial et psychique de l'enfant. Une prise en charge institutionnelle adaptée au trouble sévère du langage est alors nécessaire. L'hospitalisation complète au sein d'une communauté d'enfants ayant des troubles complexes du langage oral et de professionnels formés à cette problématique, permet à l'enfant dysphasique d'être reconnu dans sa souffrance, ses difficultés et de reprendre confiance en lui grâce à l'étayage qui lui est proposé. L'articulation de prises en charge individuelles et groupales, rééducatives, psychologiques, éducatives, médicales et pédagogiques ainsi que l'utilisation de moyens augmentatifs de la communication, tels que les pictogrammes, permettent de redonner à l'enfant une place de locuteur comme nous l'avons illustré à travers ce cas clinique. Le travail pédagogique, en accord avec le projet institutionnel favorise l'apprentissage du langage écrit, connu pour améliorer le langage oral chez les enfants dysphasiques. Le travail primordial avec la famille à travers un étayage et une guidance parentale permet de prendre en compte sa souffrance, de la resituer dans son rôle auprès de l'enfant et d'en faire un acteur dans sa prise en charge. Un travail de réseau avec les différents partenaires dont le système scolaire aboutit à une intégration progressive dans le système scolaire ordinaire, plus ou moins spécialisé, avec des aides et des aménagements, lorsque l'enfant est prêt. Ainsi, l'institution, en permettant à l'enfant de développer son langage dans une communauté, en lui fournissant des outils adaptés à ses difficultés et par l'articulation de soins, d'éducation et de pédagogie, lui procure des ressources lui permettant d'organiser son monde interne et de relancer sa narrativité. Nous espérons que cela lui redonne le goût de penser et l'envie d'élaborer.

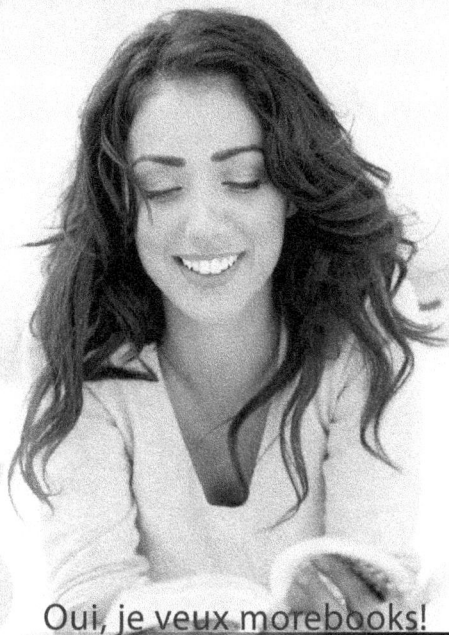

www.ingramcontent.com/pod-product-compliance
Lightning Source LLC
Chambersburg PA
CBHW021111210326
41598CB00017B/1403